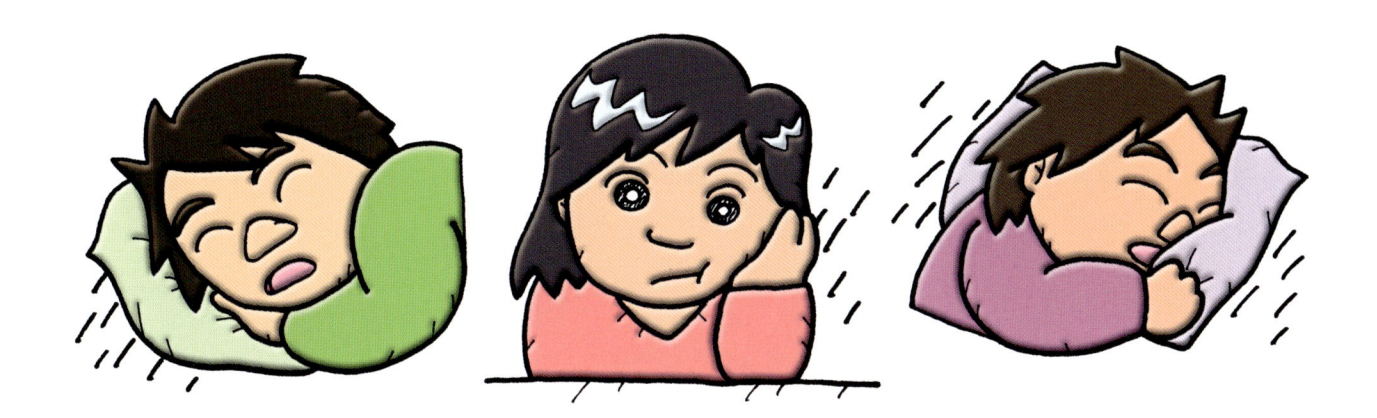

顔・からだバランスケア

お口の健康を保つために

筒井 照子 著

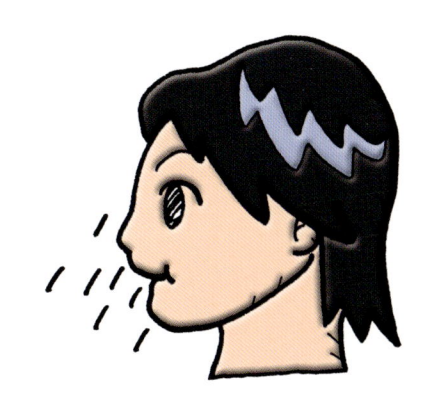

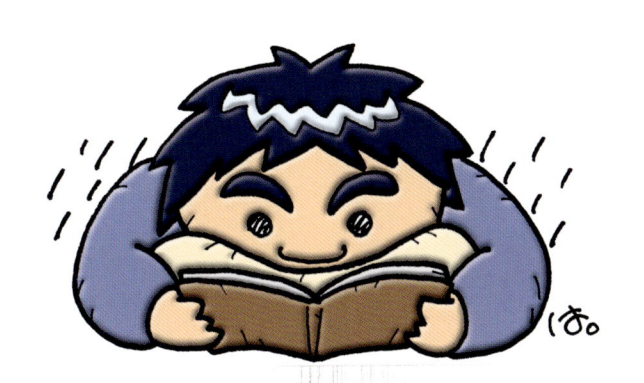

医歯薬出版株式会社

もくじ

イラスト：はらひろし。

はじめに ……………… 3

■ 口・顔・からだ

①自然の顔は左右対称．顔の歪みは力のアンバランスを表しています ……………… 4
②顔が歪むには，歪む理由があるのです ……………… 6
③アゴの位置は体幹が基準 ……………… 8
④アゴと姿勢の間には，深い関係があります ……………… 10
⑤きれいな歯列弓（アーチ）は，健康なアゴの証明 ……………… 12
⑥力は，歯列弓（アーチ）のかたちに表れます ……………… 14

■ 歪みの正体

⑦弱い力が持続的に加わると，歯は動きます ……………… 16
⑧歯は，力のバランスの間に浮いています ……………… 18
⑨生活の中に隠れている犯人 ……………… 20
⑩頬杖ばかりでなく，仕事や趣味でバランスを壊すこともあります ……………… 22
⑪意外と怖い食いしばり（クレンチング）……………… 24

■ 歪みの影響

⑫力のアンバランスを無視した歯の治療は危険 ……………… 26
⑬アゴの発育・遺伝的形態と後天的な問題は別問題 ……………… 28
⑭現代の若者のスマートな顔立ちが，怖いのです ……………… 30

■ バランスケアは元気の素

⑮力をコントロールしないと，口から年を取る？ ……………… 32
⑯お口の加齢対策を考えましょう ……………… 34
⑰すこやかな成長のための力のバランスケア ……………… 36
⑱すこやかなエイジングのための力のバランスケア ……………… 38

本書の患者さんの顔写真は，ご本人（または保護者）の許可を得て掲載させていただいたものです．

はじめに

　咬み合わせは，全身のバランスのひとつです．咬み合わせが悪いと，全身の姿勢が歪みます．姿勢の歪みは，咬み合わせを歪ませます．からだの歪みは，結果が原因となって歪みの悪循環を引き起こします．まず，からだを歪ませる生活習慣に気づくこと，そのよくない生活習慣を改めること，これが〈からだのバランスケア〉の第一歩です．

　顔の中顔面は上のアゴ，下顔面は下のアゴです．そのため，アゴのずれは顔の歪みを生み，顔の歪みはからだの歪みを表しています．ずれたアゴの歯では，うまく噛めません．アゴのずれは，長期間かかって徐々に悪くなるので，気づかないことが多く，症状が進んではじめてアゴが痛い，歯がしみる，歯が揺れる，頭痛，肩こりなどの自覚症状が出てきます．このため，歯の治療や歯並びの治療だけでは，本当の解決にならないことが多いのです．

　顔・からだのバランスに大きな影響を与えている生活習慣，そのよくない生活習慣に気づき，改めることが，しつこい頭痛や肩こりを改善し，お口の若さと健康を保ちます．

　なお，本書は，顔の変化に注目しているため，患者さんの顔写真を使わせていただきました．本書の趣旨をご理解いただき，快くお許しをいただいた患者様に心より感謝いたします．

2010年春

筒井　照子

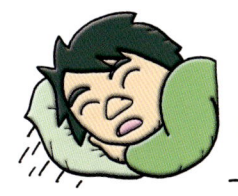

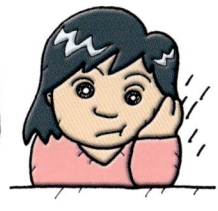

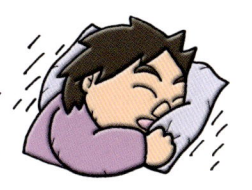

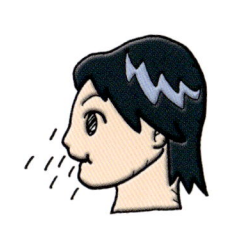

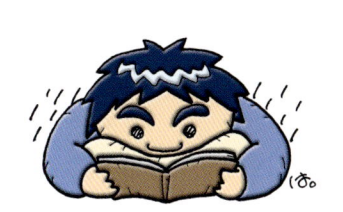

1 自然の顔は左右対称．顔の歪みは力のアンバランスを表しています

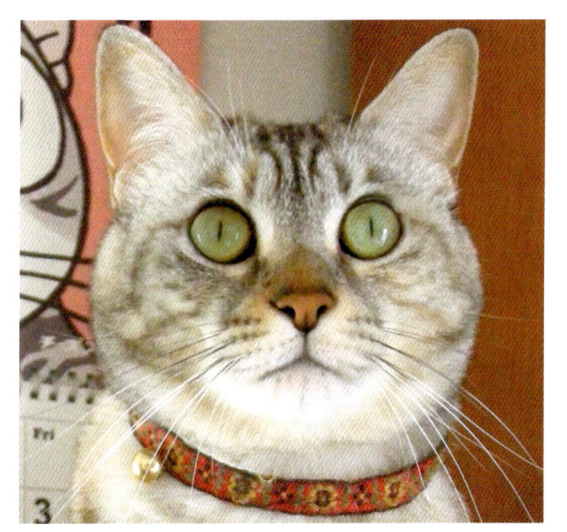

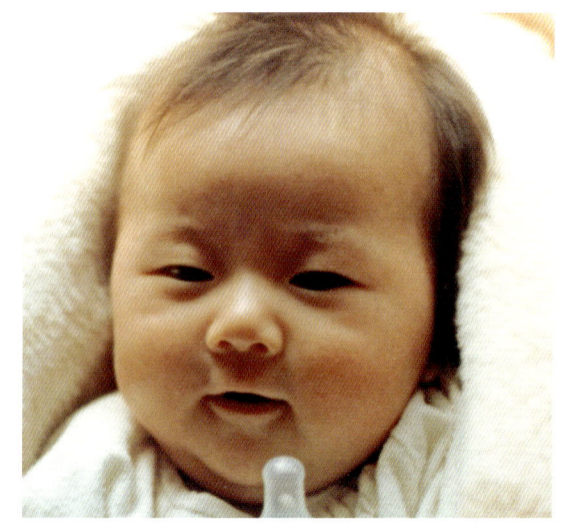

動物とりわけ肉食動物の顔は左右対称です．赤ちゃんの顔も対称的です．ところが，成長とともに顔の歪んでいる人が多くなります．これは顔にアンバランスな力が加わったことの表れです．

　赤ちゃんの顔や動物の顔を，正面から見てみてください．ほとんど左右対称になっています．人間の骨格も，元来，左右対称にできています．アゴの関節は，他のからだの関節と違って左右いっしょに動くために，アゴが左右バランスよく働けば，顔は左右対称に成長するはずです．

　成人の顔は，しばしば驚くほど左右非対称になっています．ちょっとご自分の顔を見てみてください．写真に写った顔が，どこか自分の顔と違うように感じたら要注意です．事故や病気のために顔の左右がアンバランスになってしまったのなら仕方がありませんが，もしそのアンバランスが，悪い姿勢や偏った力の使い方，あるいはあなたの自覚しない悪い習慣のせいだとしたら……．

　顔のアンバランスは，からだの歪みを表しています．

　歯科医院で出会った患者さんが，からだのバランスを回復することで，からだの片側に生じるいろいろな不快症状（頸や肩のこり，偏頭痛，耳鳴り，腰痛……）を軽くしたり，予防できるという多くの実例に接して，このことを多くの方に知ってほしいと考えています．

> 頬杖やよくない睡眠姿勢のように，中・下顔面に外から悪影響を及ぼす力を加える生活習慣のことを，ここでは総称して「態癖」と呼ぶことにします．

口・顔・からだ

口が顔をつくる

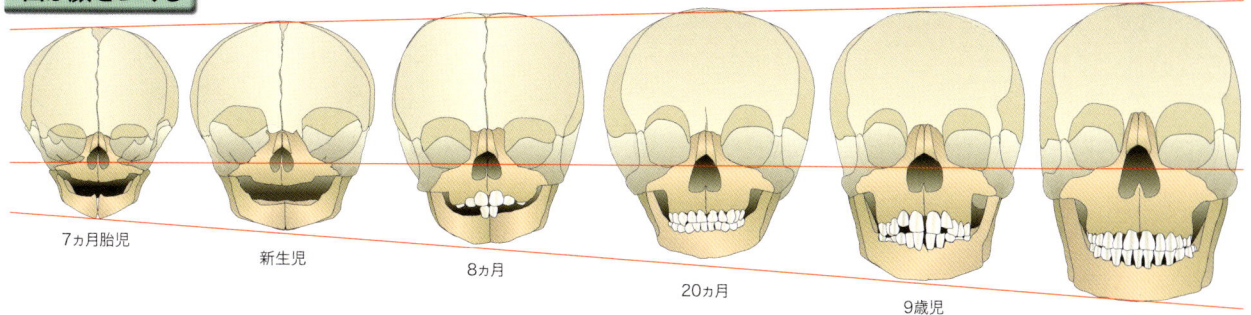

| 7ヵ月胎児 | 新生児 | 8ヵ月 | 20ヵ月 | 9歳児 | 成人 |

顔の成長
≒アゴの成長

　生物は，口（捕食のための器官）ができて一定方向に運動するようになると，口を先端にして顔が発生します．口が顔をつくるのです．口は捕食のために開閉運動をする器官なので，動物の口のように左右対称であるはずです．ヒトの場合も生まれたときは左右対称です．しかし，アゴが発育して大人の顔になる過程で，何かの都合で力のアンバランスが生じると，顔の成長の大部分は上下のアゴの成長なので，結果的に顔全体が歪んでしまうのです．

私の顔は左右対称？

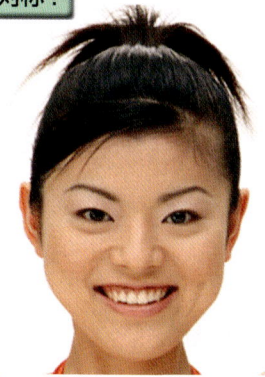

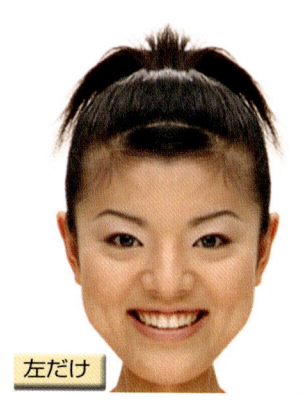

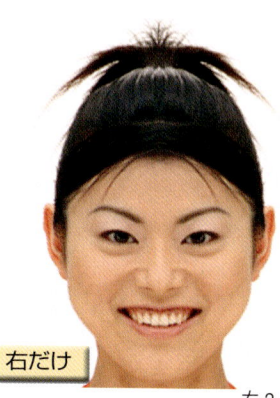

左だけ　　右だけ

右2図は合成写真

　左の人の顔は，一見，左右対称です．ところが，左顔だけ（中央）あるいは右顔だけ（右）で顔をつくると，ずいぶん違った顔になってしまいます．これは一見対称に見えながら，左右が違っているからです．

　自分の写真を見て「何か変？」と感じたら，左右のバランスを疑ってみる必要があります．私たちは，鏡に写った顔を「自分の顔」と思っているので，左右が鏡と逆になっている写真の「実像」に違和感を感じるのです．

　自分の顔は，たとえ歪んでいても見慣れているため自然に見えるものですが，顔写真の中央にラインを引いて観察してみると，鼻すじ，目の大きさや位置，眉の高さ，耳の高さ，口角の高さ，首の傾き，肩の高さ等々，ふだん見過ごしている左右の非対称が見つかるでしょう．それらが，あなたのからだの姿勢の歪みを教えてくれます．

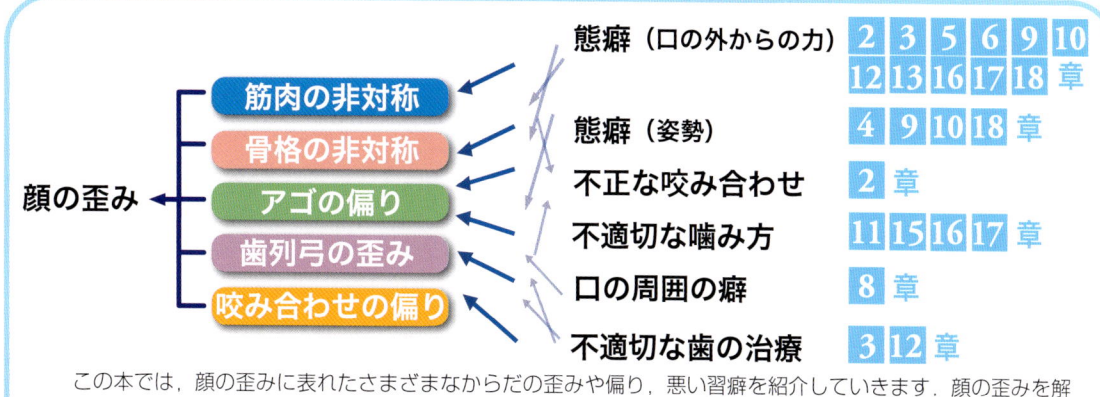

顔の歪み ←
- 筋肉の非対称
- 骨格の非対称
- アゴの偏り
- 歯列弓の歪み
- 咬み合わせの偏り

- 態癖（口の外からの力） 2 3 5 6 9 10 12 13 16 17 18 章
- 態癖（姿勢） 4 9 10 18 章
- 不正な咬み合わせ 2 章
- 不適切な噛み方 11 15 16 17 章
- 口の周囲の癖 8 章
- 不適切な歯の治療 3 12 章

　この本では，顔の歪みに表れたさまざまなからだの歪みや偏り，悪い習癖を紹介していきます．顔の歪みを解消すると，ただきれいな顔になるだけではありません．姿勢のアンバランスの改善につながることもありますし，からだの歪みがつくる病名のつかない不調や体調不良の改善に結びつくことも多いのです．

2　顔が歪むには，歪む理由があるのです

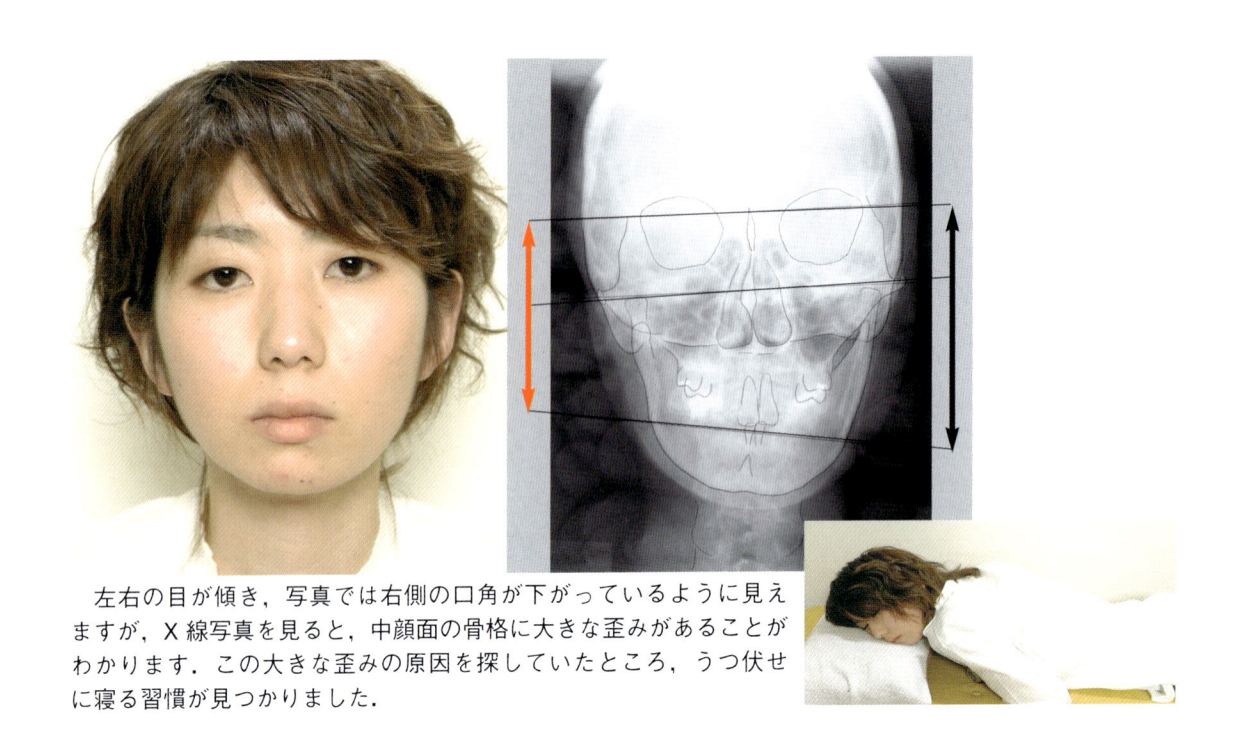

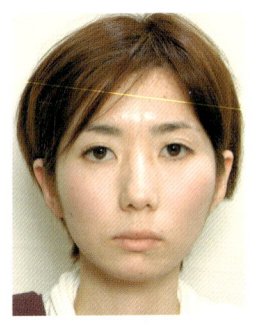

左右の目が傾き，写真では右側の口角が下がっているように見えますが，X線写真を見ると，中顔面の骨格に大きな歪みがあることがわかります．この大きな歪みの原因を探していたところ，うつ伏せに寝る習慣が見つかりました．

うつ伏せ寝をやめ，矯正治療後の顔貌

　顔が左右非対称に見えるのは，筋肉の非対称と骨の非対称，そしてアゴや咬み合わせの偏りのためですが，その非対称が生じる理由はさまざまです．顔の外から加えられた力，左右どちらかに偏ったアゴの使い方，不正な歯の咬み合わせ，姿勢の影響などですが，こうしたいくつもの要因が互いに原因となり，影響しあって顔の非対称が生じます．

　もしアゴが扉のように単純な回転開閉運動をしているなら，回転する車輪がまっすぐ進むように，左右の偏りは自然に修正されます．しかし，ヒトのアゴは，肉食動物のような単純な回転運動をしません．このため口の外からの力，からだの姿勢，そして口の癖など，さまざまな原因で力のアンバランスが生じ，それが非対称を生むのです．

　顔には皮膚を動かす筋肉（表情筋）が約40種類もあって，目を開いたり閉じたり，眉を上げたり，笑ったり，他の動物にはない微妙な表情をつくります．表情筋がうすい筋肉（広頸筋）になって首の前に広がっているため，激しい緊張や興奮は首にも表れます．表情筋の内側には，アゴを動かす大きな筋肉（咀嚼筋）があります．この咀嚼筋はからだを持ち上げるほどの非常に大きな力を発揮しますが，使いすぎるとボディビルダーの筋肉のように太くなりすぎ，アンバランスが生じます．また，頭蓋を支え，首を回転させる筋肉（胸鎖乳突筋）のバランス次第で，首は傾きます．

　姿勢と顔の歪みは，深く影響し合っているのです．

口・顔・からだ

咬み合わせ，態癖……

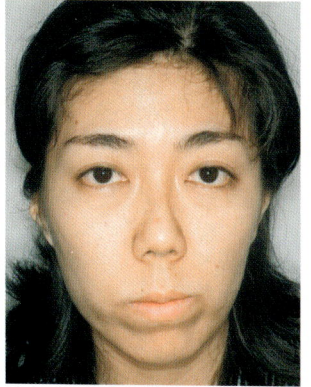

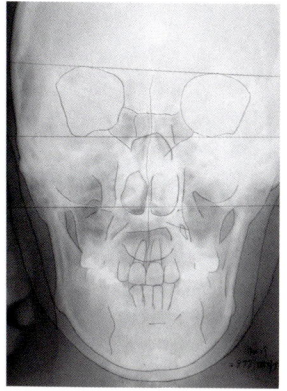

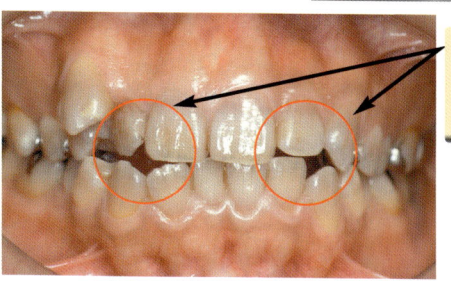

態癖改善＋矯正治療後3年5ヵ月

上下の隙間＝歯列の乱れと舌の癖が原因

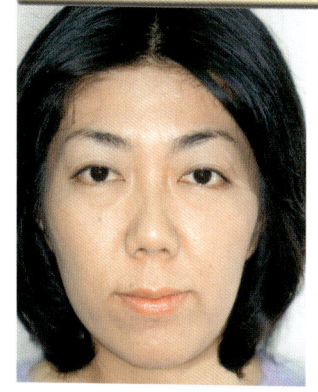

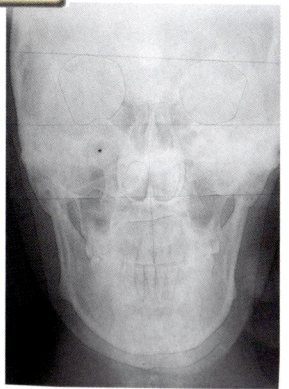

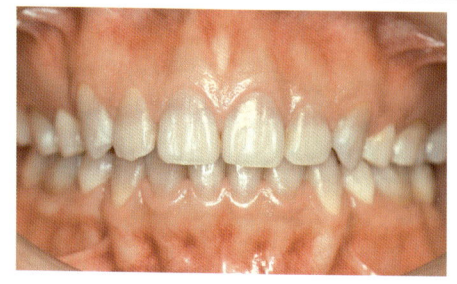

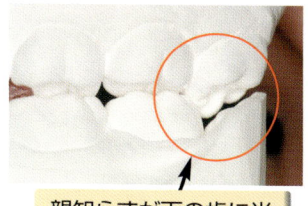

親知らずが下の歯に当たるのを避けようとしてアゴをずらしていた

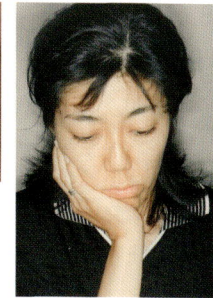

　上下の歯はうまく咬み合わず，上の歯と下の歯の間に隙間があります．親知らずの部分の接触を避けようとしたためかアゴがずれていました．頬杖とうつ伏せに寝る癖も顔面を右から左に歪ませる原因になっていたようです．成長期から脊柱側彎症で，寝るときに必ず右側を下にしていたそうです．背骨の歪みとアゴの歪みが互いに態癖の原因となり結果となって影響しあっていたのでしょう．右側の写真は，癖を直し矯正治療をして3年5ヵ月後です．仰向けに寝られるようになったそうです．見た目の歪みが顕著に改善したのは，咬筋の著しいアンバランスが改善されたためです．

咬み合わせのせいで片側噛みに……

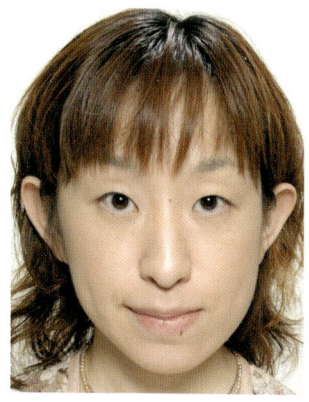

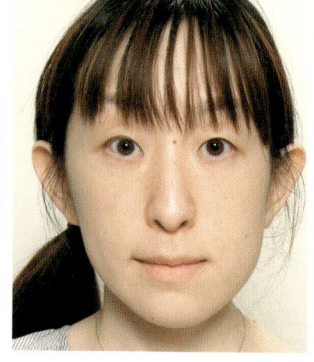

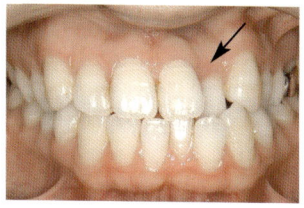

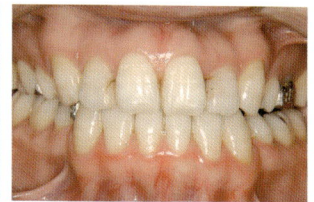

　左上の側切歯（矢印）が歯列の内側に萌出したため，右側で噛めなくなり，反対側の左の筋肉が肥大しています．右は矯正後．

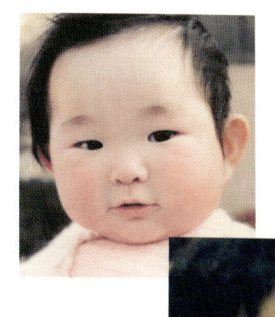

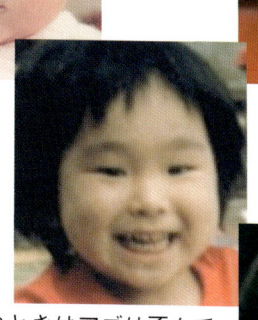

　赤ちゃんのときはアゴは歪んでいません．側切歯が萌出してからアゴが左に偏位したようです．

これが原因？

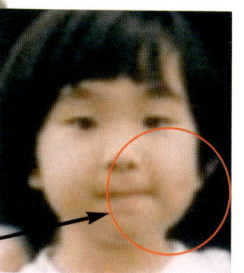

3 アゴの位置は体幹が基準

頭を支える筋

頭蓋は肩や胸のたくさんの筋肉で支えられています．

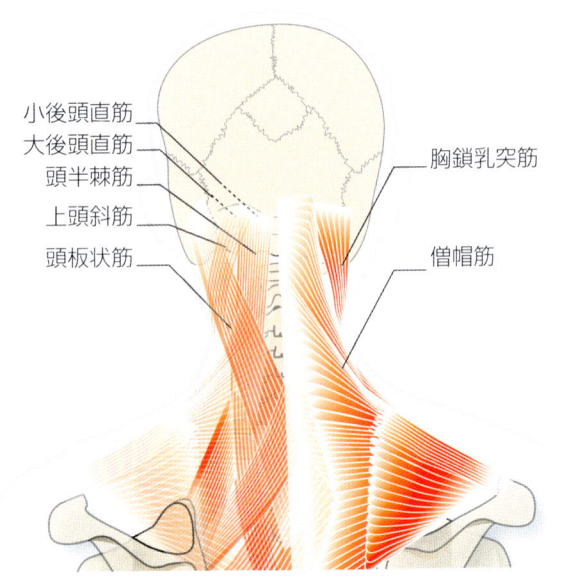

ラベル：小後頭直筋／大後頭直筋／頭半棘筋／上頭斜筋／頭板状筋／胸鎖乳突筋／僧帽筋

アゴを開くための筋

下アゴを開くための筋肉は，宙に浮いた舌骨を介して胸につながっています．なお，この図は筋肉を見やすくするため下顎を真上に向けた実際にはない姿勢になっています．

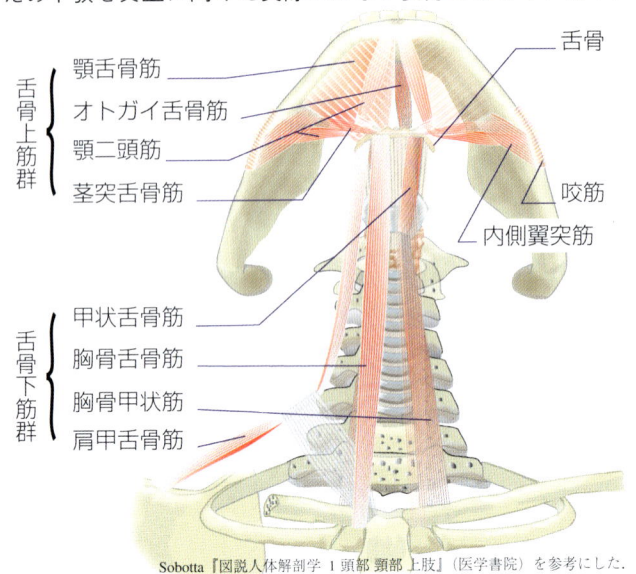

舌骨上筋群：顎舌骨筋／オトガイ舌骨筋／顎二頭筋／茎突舌骨筋
舌骨下筋群：甲状舌骨筋／胸骨舌骨筋／胸骨甲状筋／肩甲舌骨筋
その他：舌骨／咬筋／内側翼突筋

Sobotta『図説人体解剖学 1 頭部 頸部 上肢』（医学書院）を参考にした．

　頭蓋は，後ろから引っ張る筋肉（僧帽筋）や横から斜めに引っ張る筋肉（胸鎖乳突筋），前に引っ張る薄い筋肉（広頸筋）など，肩や鎖骨とつながるたくさんの筋によってバランスを保っています．アゴは，舌骨を介して胸の骨とつながっています．そして頭蓋とアゴは，左右一対の関節と咀嚼筋によってつながっています．

　このため，咬み合わせやアゴの位置は，頭蓋とアゴの関係だけでなく，全身の姿勢に強く影響されます．からだに対する頭の位置（頭位）に無理があると，頭痛や肩こりが生じます．多くの頭痛，首や肩のこりは，筋肉の緊張が引き起こすものだからです．

　奥歯を長時間噛みしめると，咀嚼筋に痛みが出ますが，側頭筋は，頭の上まで伸びていますから，頭痛になります．猫背だと上目で眼瞼を持ち上げなければものが見にくいでしょう．肩こりの改善を目的に眼瞼下垂の外科処置が行われるように，額にしわを寄せる筋肉（後頭前頭筋）の緊張は肩こりの原因になります．下顎を後方に押し込まれた人は，必然的に首を前に出します．こうしないと楽に呼吸ができないからですが，下アゴの位置が改善すれば姿勢も改善します．

　ヒトは，脳の容積の増大と引き換えに，ものを食べるためのアゴや筋肉を退化させてきました．類人猿と比較にならない貧弱なアゴと頭頸部の筋肉で，数倍の大きさになった脳を支えているのです．ヒトは，すぐに頭痛や肩こりを起こすやっかいな存在なのです．

口・顔・からだ

矯正治療で体調が悪化した……

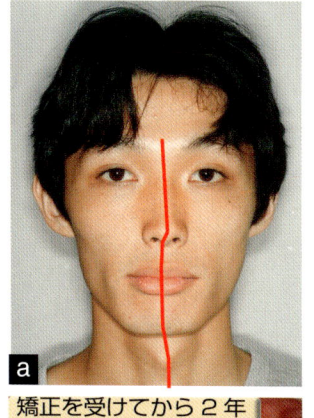

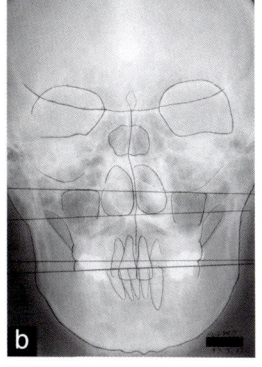

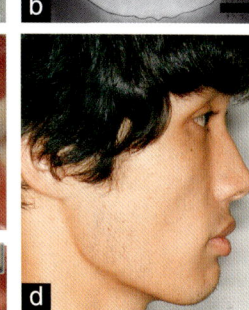

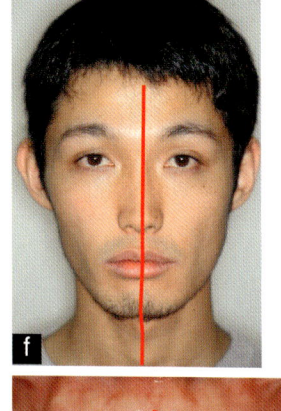

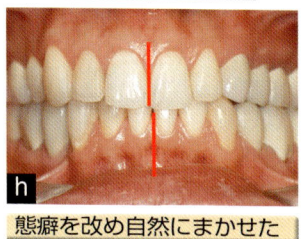

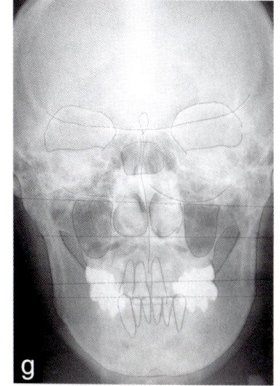

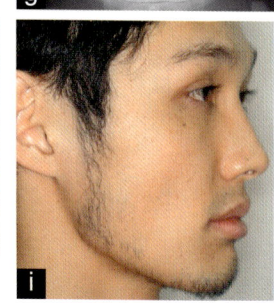

まれに矯正治療がきっかけで、かえって体調が悪くなったと訴える患者さんがいます。この患者さんは、矯正治療直後から多様な不快症状があり、2年間苦しんでいました。楽なアゴの位置を探し、態癖を改めて、矯正治療をやり直し（e）、アゴの位置が自然に変化するのにまかせたところ（h）、体調も精神状態も見違えるように改善しました（f）。態癖を放置したまま、歪んだ上顎骨に合わせて歯列を矯正したことが、大きな問題を引き起こしたと考えられます。直さなければならなかったのは、態癖だったのです。

態癖で歪んだ上アゴを基準にしたために……

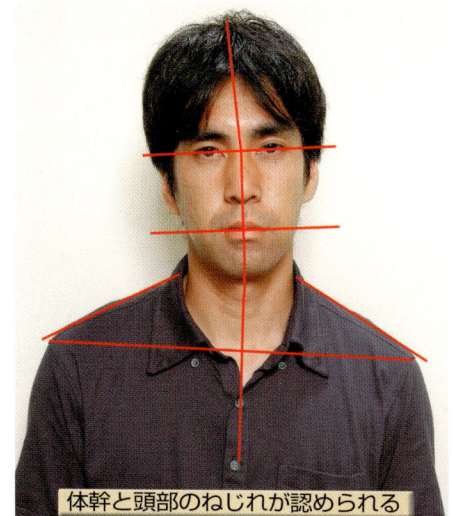

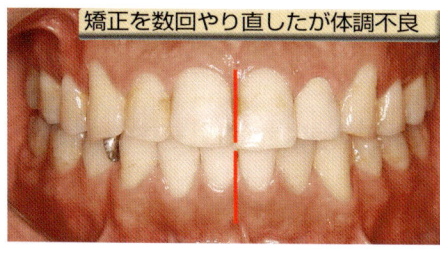

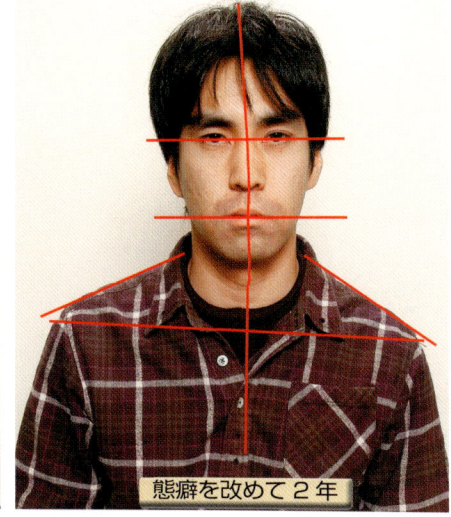

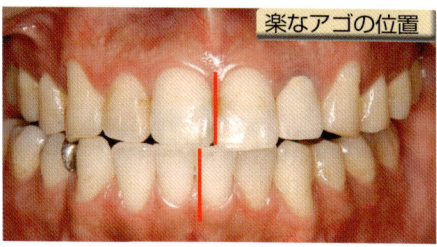

この方も口の中だけを見ると、一見問題のない咬み合わせに見えます。けれども、歯並びをきれいにしてから体調を崩し、矯正を数回もやり直し、ひどい咬合違和感と体調不良に悩まされていました。中顔面が左側に押し込まれ、体幹、首、アゴ、頭蓋が微妙にずれています。態癖で歪んだ上アゴに合わせて矯正をしたことが問題です。態癖を改めて1年経ったころには顔とからだの非対称が軽減し、体調が回復しました。

机にうつ伏せ、腕枕で長時間寝る癖があった

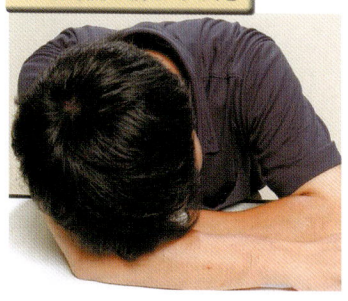

4 アゴと姿勢の間には，深い関係があります

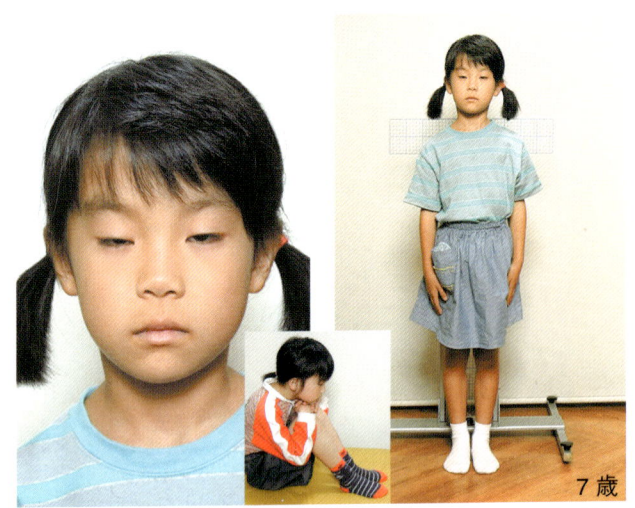

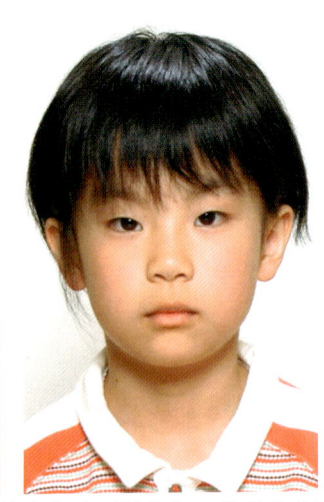

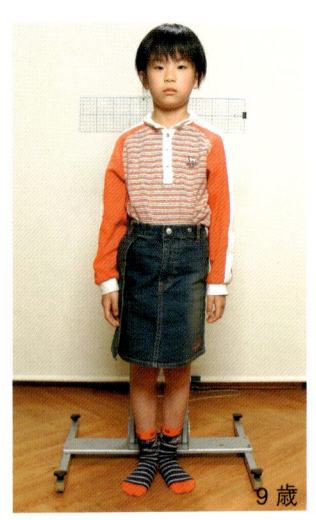

左右からの頬杖と体育座りが好きな7歳の女の子．まっすぐ立とうとすると，力が入ってふらつきます．生活習慣を改善して歯列を拡大したところ（9歳），右側の写真のように，見違えるようにすこやかな成長をみせてくれました．

　人間は，他の動物と比べると，とても重い頭をもち，その重い頭が背骨の頂点に載っています．そして，この姿勢を保つために，左右前後にわずかに揺らぎながらバランスをとっています．

　たとえば，左右高さの違う靴を履かされたら，誰しも腰と背骨を傾けて，バランスを取ることでしょう．左右の腕の長さが違っていたら，そのアンバランスを補うためにからだを傾けて歩きます．私たちのからだは，操り人形のように，ひとつの歪みを別のところを歪ませることで，無意識のうちに補正しているのです．

　重い頭蓋は，肩や首と結ばれているたくさんの筋肉で支えられ，アゴもまた首からの筋肉に引っ張られていますが，アゴの骨と頭の骨は，自由に動く左右二つの関節でつながっています．重い頭蓋にぶら下がったアゴは，綱渡りの曲芸師がもつ長いバランス棒のように，頭部のバランスを取る役割をしていると思われます．

　そのアゴの左右の高さが違ってしまったら，困ります．アゴが後ろに押し込まれたら，窮屈です．自分のアゴを後ろへ引いてみてください．首を前に突き出さなければ，口は開きません．首を後ろに倒せば口は大きく開きますが，首を前に傾けたまま口を開けるのは楽ではありません．

　アゴを後ろへ引いたり横にずらすと，首や肩の筋肉に，とても無理な緊張がかかります．それは全身の姿勢にまで影響します．咬み合わせの歪みは，からだの歪みをつくってしまう怖さをもっているのです．

上アゴを後退させる装置の問題

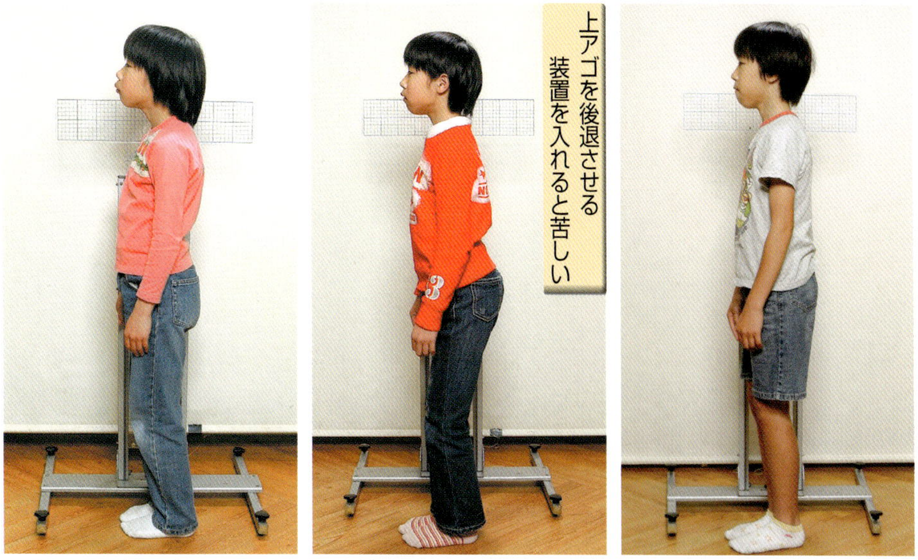

上アゴを後退させる装置を入れると苦しい

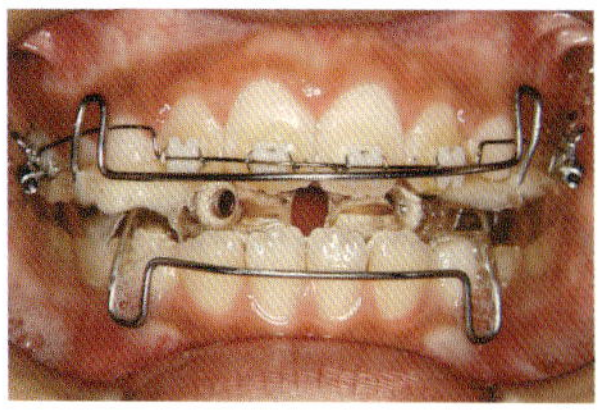

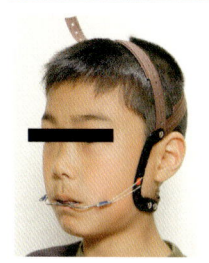

上アゴが前に突き出た状態を改善するために，上アゴを後退させる顎外装置（ヘッドギア）を装着したところ，おかしな姿勢になりました（中央）．この少女にとっては，この装置が拷問のように辛いものだったのです．気がついて慌てて装置をはずし，下アゴを前に出す装置（FKO）だけにしたところ，姿勢は即座に改善しました（右図）．

上図は，下アゴの成長促進ために使う装置（FKO）です．ヘッドギアを組み合わせて上顎を後退させる使い方（下図）をするときには，全身の姿勢に影響がないか，十分な確認が必要です．

下アゴが下がってからだが前傾

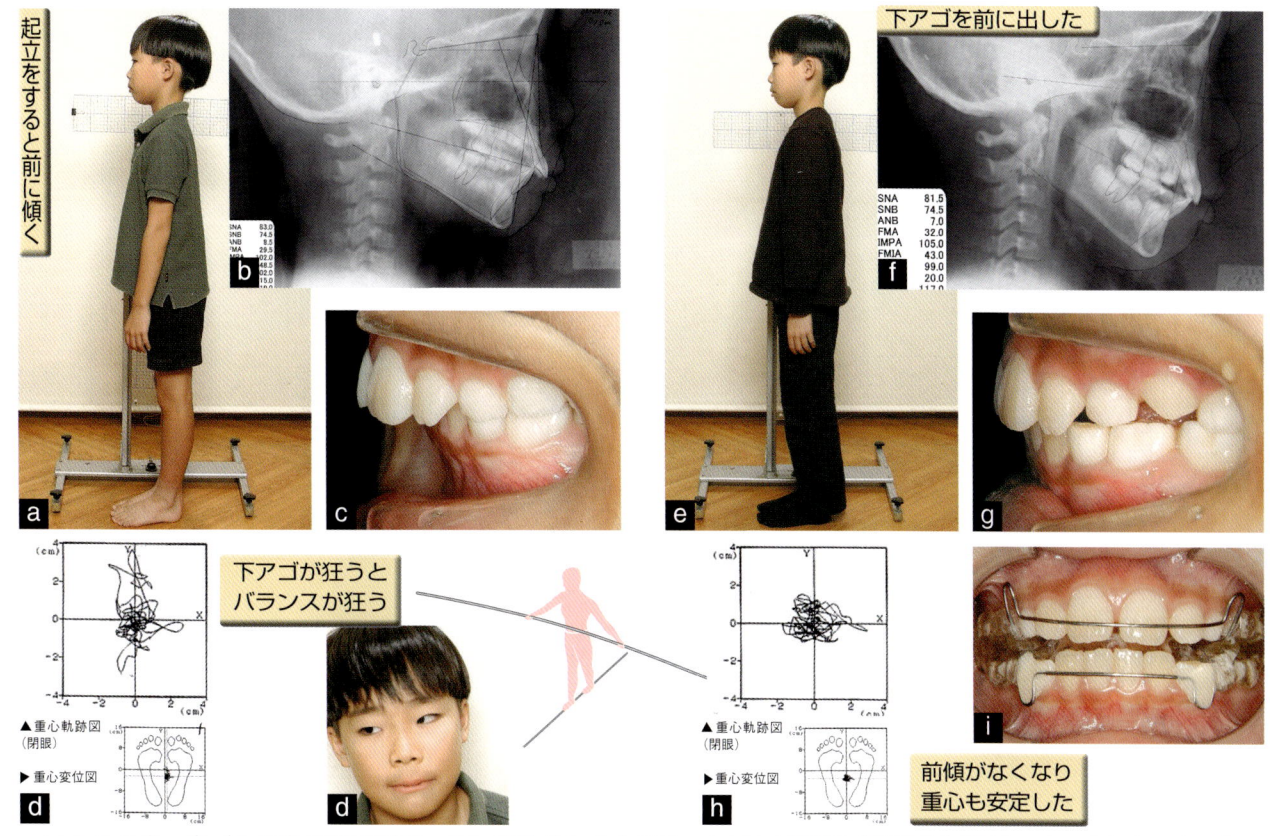

起立をすると前に傾く

下アゴを前に出した

下アゴが狂うとバランスが狂う

前傾がなくなり重心も安定した

いわゆる出っ歯（上の歯が前に出ている）の子どもの中には，しばしば下アゴが後ろに下がっているために出っ歯に見える子どもがいます．下唇を咬む癖（d）などがあるこの少年は，起立の姿勢をすると，からだが前に傾いてしまいます（a）．目をつむってからだの重心の動きを記録する装置（グラビコーダ）に乗ると，重心が定まりません（d）．矯正装置（FKO）を入れて下アゴを前に出すだけで，姿勢はすぐに改善します．eは矯正装置（i）を入れて5ヵ月後．重心も安定してきました（h）．f，gの写真は1年後の状態．

5 きれいな歯列弓(アーチ)は，健康なアゴの証明

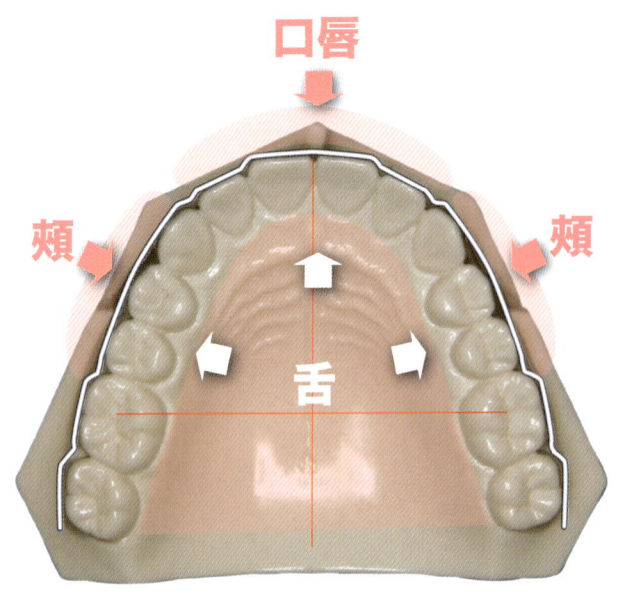

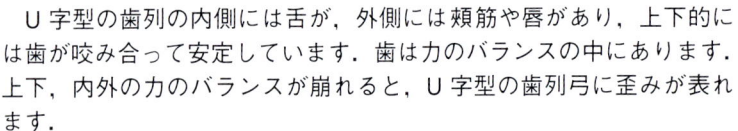

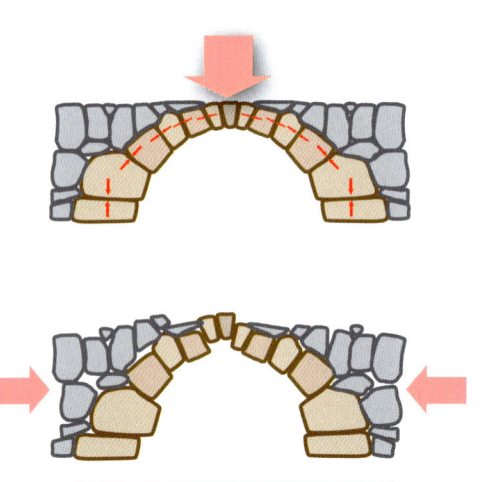

U字型の歯列の内側には舌が，外側には頬筋や唇があり，上下的には歯が咬み合って安定しています．歯は力のバランスの中にあります．上下，内外の力のバランスが崩れると，U字型の歯列弓に歪みが表れます．

アーチは横方向の力には弱い

　大きく口を開けて歯列を見てください．きれいにU字状に並んでいますか？　ちょうど古い石橋がきれいな弧を描くように作られているように，U字状のアーチ形は安定したかたちです．

　歯科医院では，アーチを注意深く観察するために口の中に鏡を入れて上下の歯列を写真に撮ります．歯列には，①上のアーチに比べて極端に小さな下のアーチ，②上と下の大きさが逆転したアーチ，③U字形でなくV字に狭窄したアーチ，④左右片方だけ彎曲がなくなって歪んだアーチ，⑤反対にへこんでいるアーチ，⑥四角いアーチ，⑦途中が欠けたアーチ，⑧歯と歯の間に隙間のできたバラバラのアーチ，⑨混み合って凸凹はみ出たアーチ……等々，さまざまなかたちがあります．

　むし歯や歯周病の問題，不適切な治療，顔にかかる好ましくない力，口の癖，姿勢……いろいろなことがらの影響が，全部まとめてアーチに表れています．アーチが歪むと，顔も歪んできます．

　アーチの歪みは，顔になんらかの力が加わっていることを表しています．ここでいう「力」とは，無意識にしている頬杖，習慣になっているうつ伏せ寝，緊張するとつい唇を巻き込んでしまう癖，親指を吸う癖，舌が痛くなってはじめて気づく舌を咬む癖，噛みしめ，歯ぎしり，片側だけで咬む癖などです．

　どれも決して強い力ではないのですが，こうした力は驚くほどアーチを歪ませ，顔や体の歪みにつながっているのです．

アーチは両側から押されたように狭くなっていた

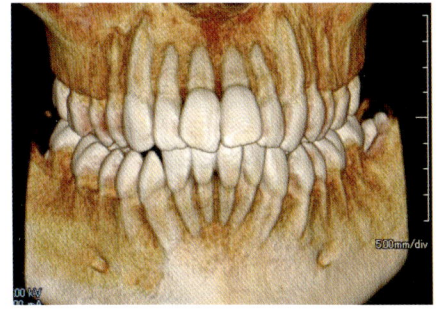

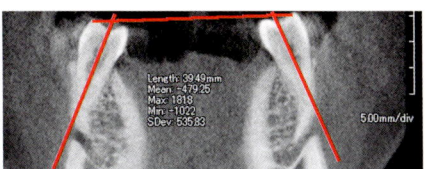

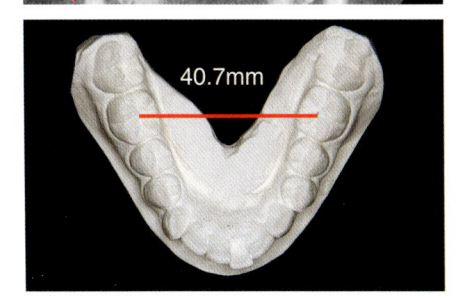

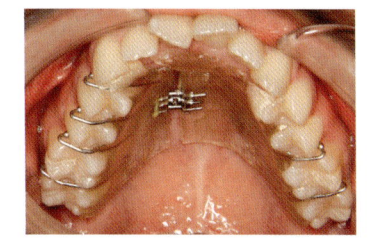

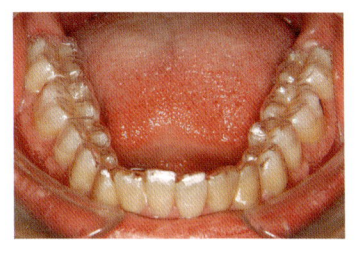

アーチの幅の拡大後

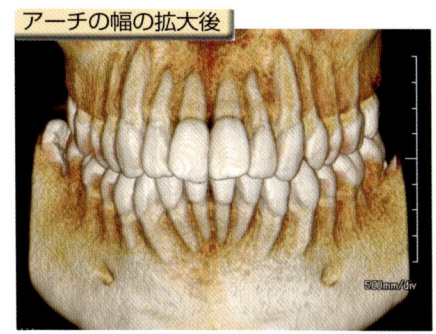

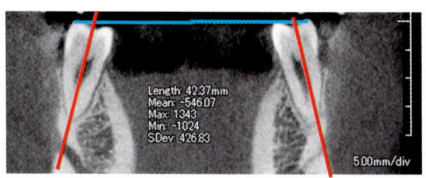

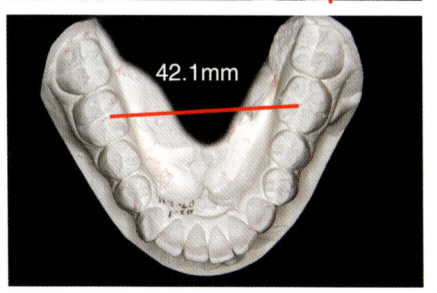

うつ伏せ寝で歯列弓を狭くしてしまいました．そのために前歯が外側にはみ出ています．そこで，まず態癖をやめて，歯列弓の幅を矯正装置で元に戻しました．そうすると前歯のデコボコはある程度自然にほどけます．

態癖→アーチの歪み→アゴの位置の偏り→からだの歪み

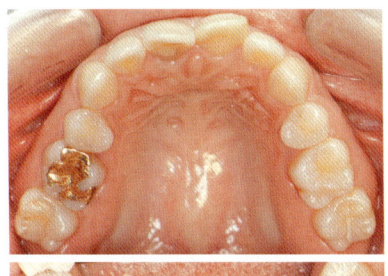

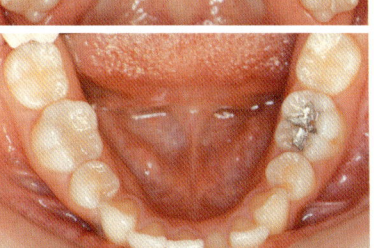

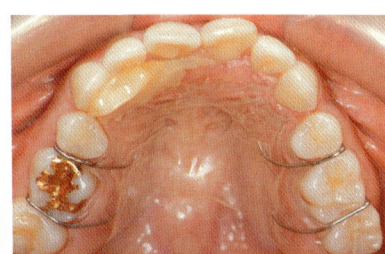

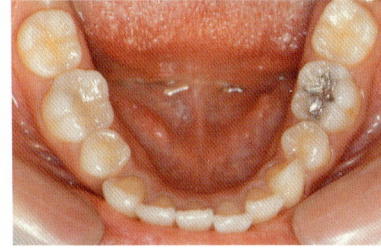

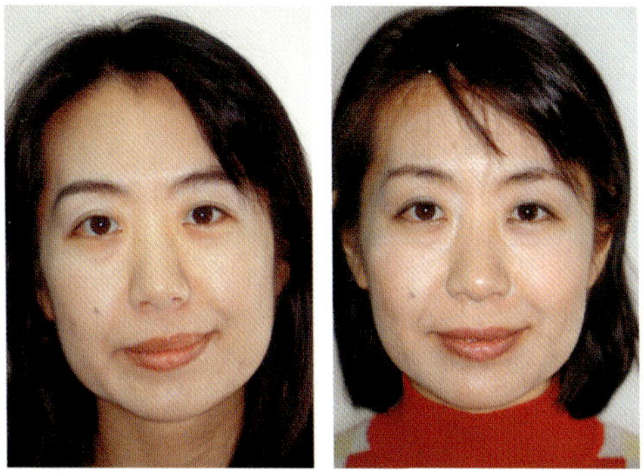

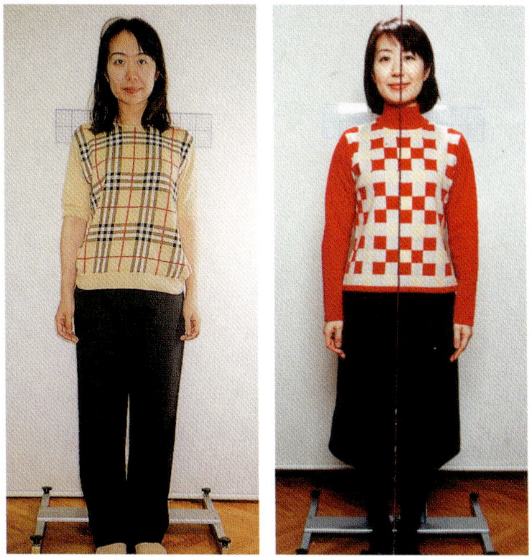

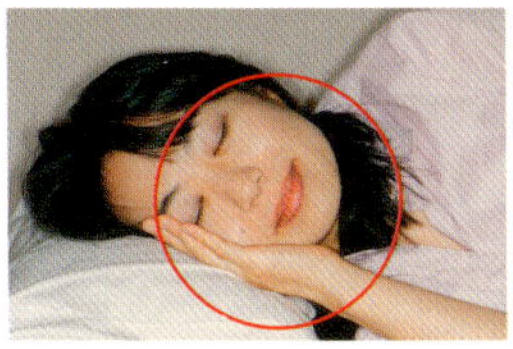

これが原因？ 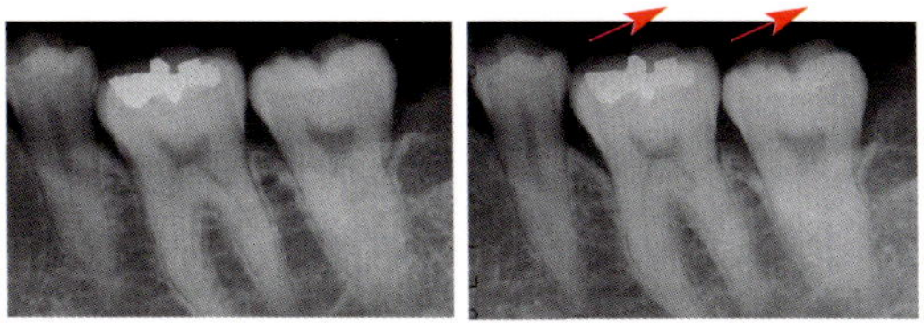　　アゴの位置が戻ると傾いた歯も起きあがる

おもに右の頬杖と睡眠態癖で顔，首，体を歪ませてしまいました．
　態癖をやめて，アゴの位置を元に戻す装置を装着すると，傾斜した奥歯も起きあがり，体もほぼまっすぐになりました．

6 力は、歯列弓のかたちに表れます

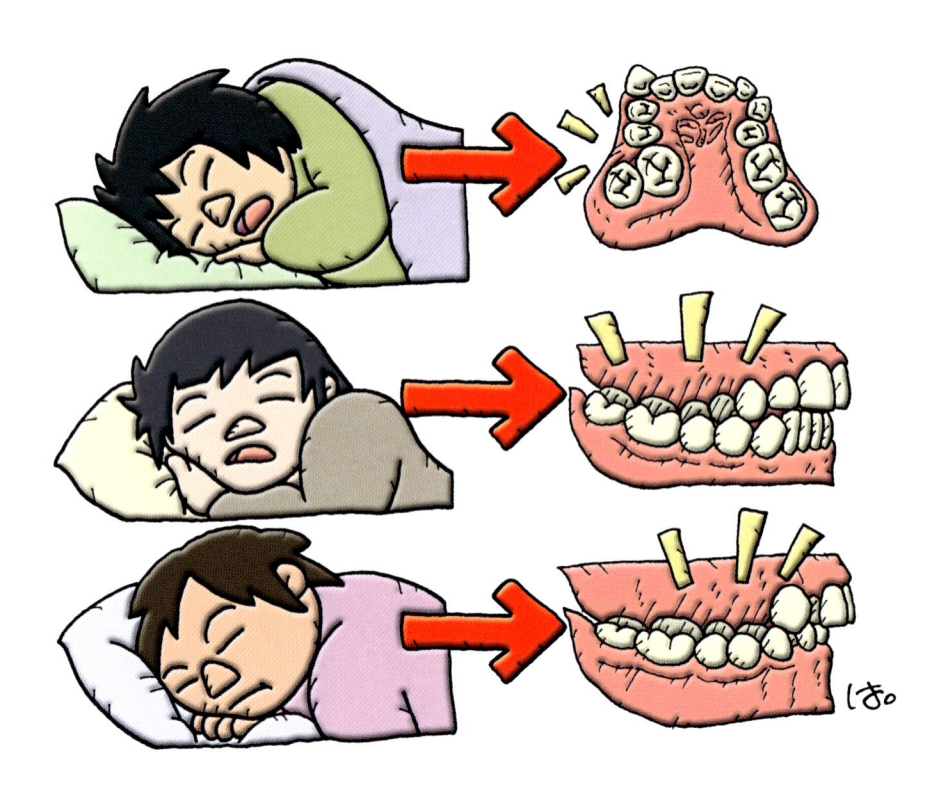

　アゴに加わる力は，歯列に表れます．歯列の形を観察することによって，アゴに加わっている力を診断することができます．ここで注目するのが，かたちの対称性です．

　たとえば，自動車のことを考えてみてください．新車のときは，ハンドルを離してもまっすぐ進みますが，2～3年も乗るとハンドルに癖が生じます．タイヤの摩耗は，決して左右で同じようには進みません．

　歯も同様です．歯も長い間にちょっとした噛み癖や生活習慣でアンバランスが生じます．咬耗したために，噛み切りにくくなると力を入れる→その過剰な力が歯を骨の中に押し込む→そのために咬み合わせが低くなる，というように，アンバランスを放置すると，負のスパイラルに入ってアンバランスが拡大します．

　歯のひどいすり減り（咬耗）や歯の傾斜，歯列弓の左右非対称は，このような悪い力によって生まれます．

　歯や歯列のアンバランスは，顔面の非対称になって表れます．とくに顔面の下半分のかたちを支配しているのは，顔の中で際だって大きな変化を生む咀嚼筋と表情筋です．そして顔の外からの力も，しばしば顔のかたちに影響します．

　このため，顔面の対称性を観察すると，どのような力が加わってきたかを読み解くことができるのです．

口・顔・からだ

顔の歪みの原因は……

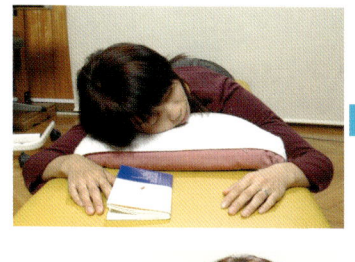

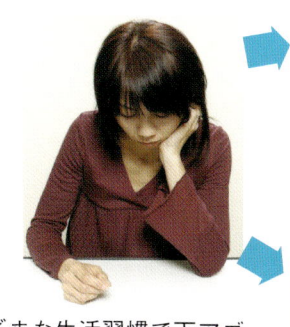

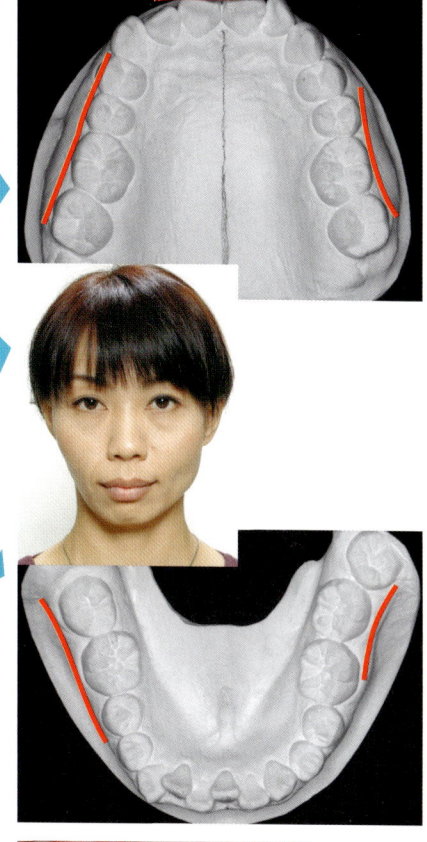

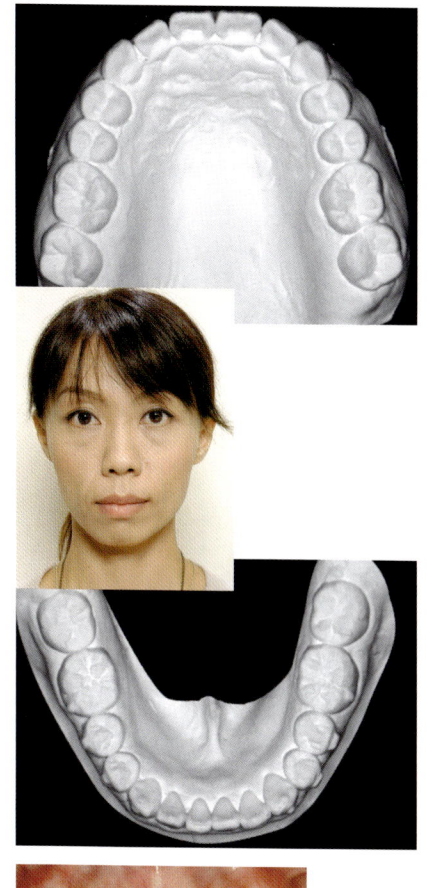

さまざまな生活習慣で下アゴを奥に押し込み、歯列弓を歪ませていました。そのために食いしばり、左咬筋が肥大化して顔の歪みを生じさせたのです。

生活習慣を改めるとともに、簡単な矯正装置を入れることで頸椎のねじれも改善してきました。

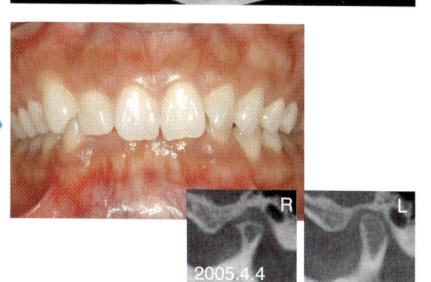

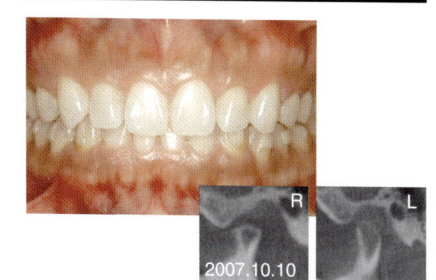

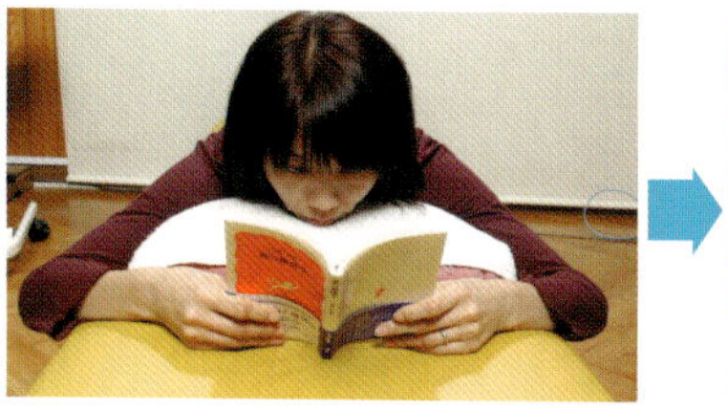

顎関節のCT像。関節も奥に押し込まれていました。

矯正治療後の無残な後戻り……

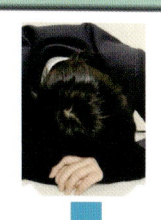

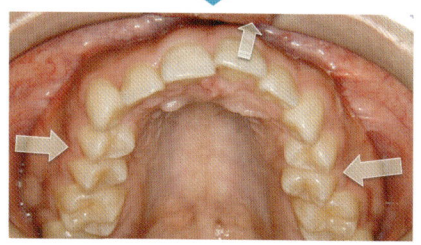

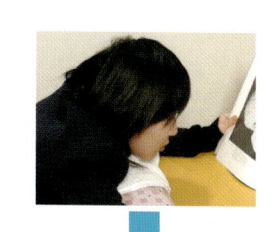

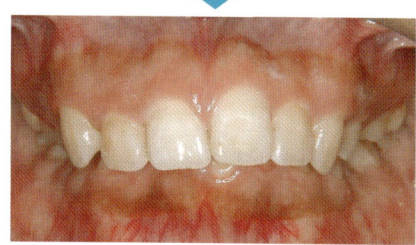

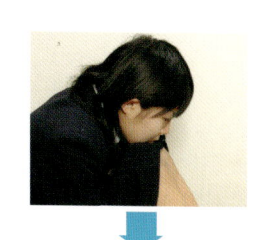

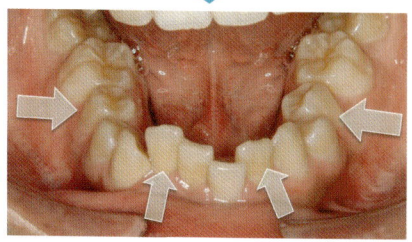

上顎前突の矯正治療後、極端な歯軸の舌側傾斜によって歯列が狭まり、下顎は叢生（乱ぐい歯）に戻ってしまいました。原因は、態癖の注意を守らなかったことです。18歳の女性。

7 弱い力が持続的に加わると，歯は動きます

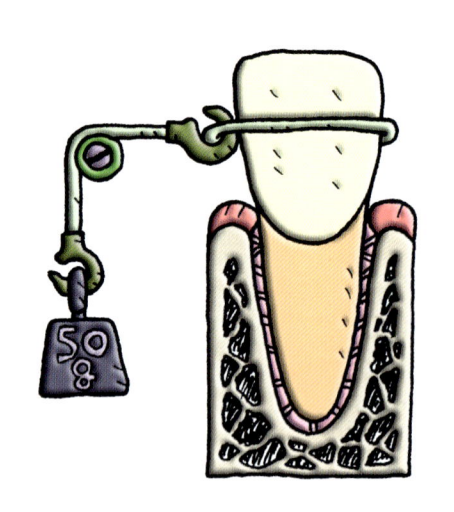

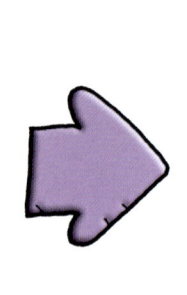

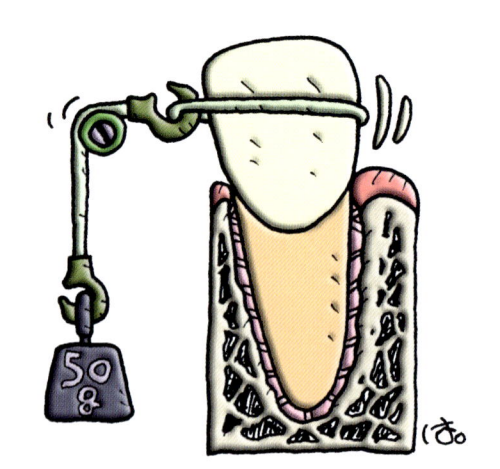

「歯は頑丈で動かないもの」と思っていませんか？ 実は，かなり弱い力でも歯は動くのです．矯正で歯を動かすのに最も適した力はわずか0.5～0.75Nです（歯を横に動かす場合）〔N（ニュートン：重力の単位）．1N＝約100gの重力〕．

歯は，土の中の杭のようにアゴの骨の中に埋まっているわけではありません．弾力のある線維で骨の槽（おけ）の中にハンモック状に吊り下がっていて，持続的な力が歯に働くと，圧迫された側の骨が吸収し，引っ張られた側には新しく骨ができます．この現象は，1cm^{2}あたり約5gのとても弱い力でも起こります．歯の矯正治療は，この「持続的な弱い力」で歯が動く原理を応用して，針金やゴムで持続的な力を加え，計画した場所に歯を移動させているのです．

歯は，豊富な血管網を含み粘弾性をもつ歯根膜によって支えられているので，歯の軸と同じ方向に加わる間欠的な力は，あたかも心臓の拍動が全身に血液を送り出すように，頭頸部の末梢の血液循環を促します．多少強い力でも，間欠的な力は歯にとってよい力です．これに対して，よくない生活習慣からくる持続的な力や，歯の軸からずれた力は有害です．

中学生の教室を覗いてみると，驚くほどたくさんの生徒が頬杖をついています．人の頭の重さは体重の13％，50kgの人は6.5kgもありますが，それをアゴで支えているのです．困ったことに頬杖をつく人の大半は，いつも決まった側で，決まった位置で頬杖をつくのです．これを長時間続けると，歯の傾きが変わってしまうことがあります．

頬杖も，歯のアーチが崩れ，顔が歪むひとつの大きな原因です．

細いゴムで歯を引っ張り出す

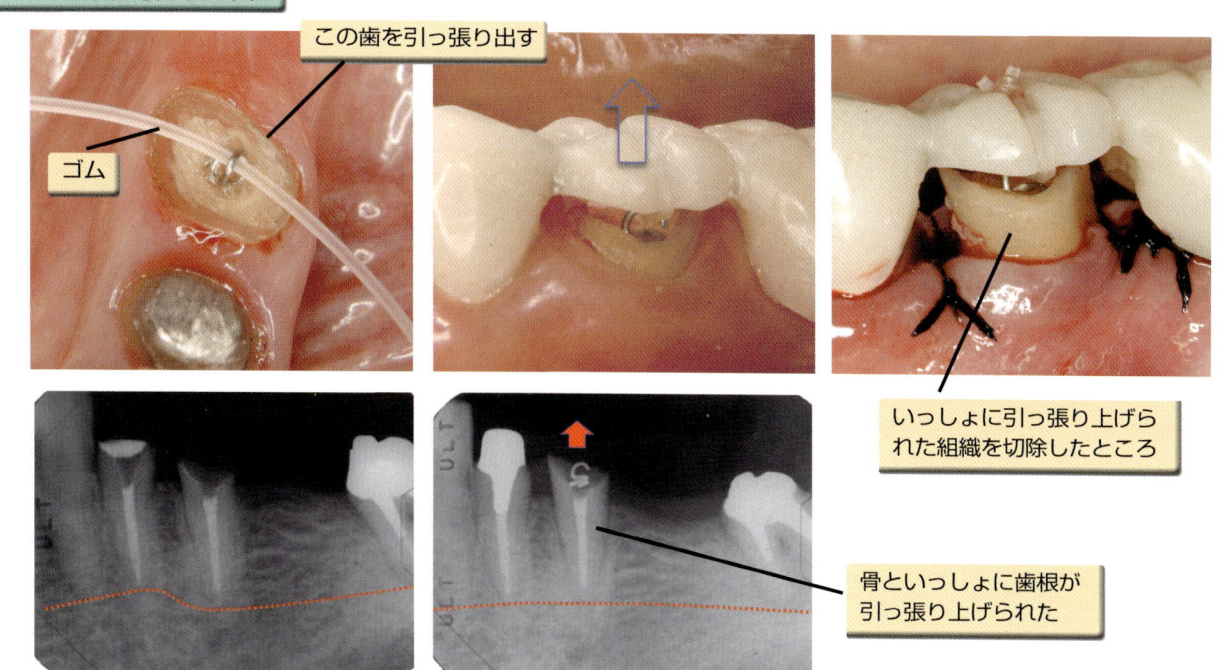

ゴム / **この歯を引っ張り出す** / **いっしょに引っ張り上げられた組織を切除したところ** / **骨といっしょに歯根が引っ張り上げられた**

　骨の中に埋まっている歯根を引っぱり出すことができれば，歯を抜歯せずに修復治療ができます．歯を引っぱり出すには，0.45mmの細いゴムをかけて約1ヵ月放置しておくだけでよいのです．歯は弱い持続的な力で，容易に動きます．エックス線写真は引っぱり上げる前（左）と50日後（右）．

歯を自由に動かす

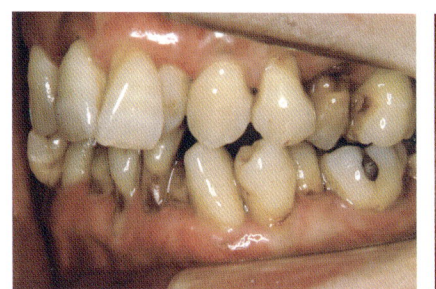

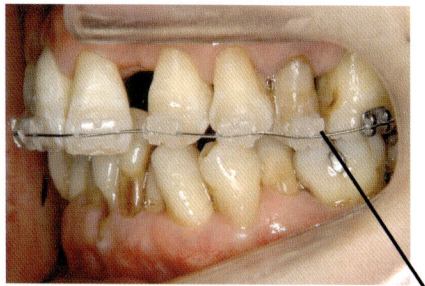

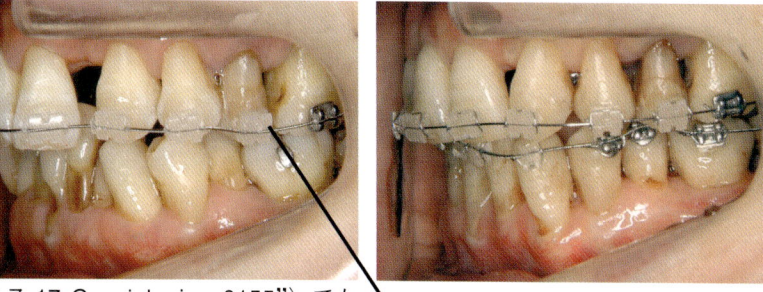

　もっとも軟らかいワイヤー（スティッフネス:17 Coaxial wire .0155"）でも歯は簡単に動きます．歯を動かすのに強い力は不要です．

細い針金を用いたねじる力だけでも歯は動く

筆者自身の職業病＝腰痛

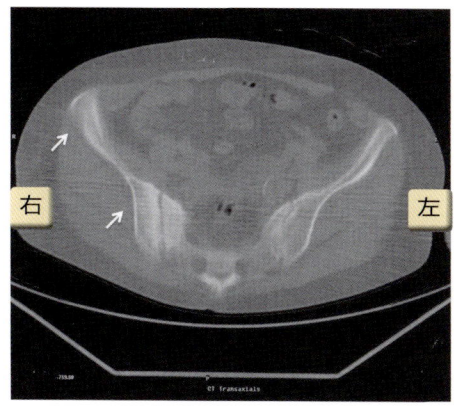

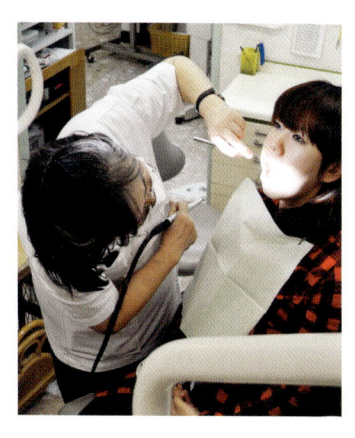

　矯正学の教科書では，頬杖のような間欠的な力では，歯は動かないとされています．筆者は，歯科医に多い腰痛もちですが，あまりの痛みに整形外科の診察を受け，腰骨を診査してもらいました．整形外科医も驚くほどの右側の肥厚（↑）が認められました．腰に負担のかかる姿勢は，診療中に患者さんの前に立つときしか心当たりがありません．そこで，スタッフにストップウオッチをもたせて計測してみたところ，診療日1日平均78分（立位診療59分，座位診療19分）体を右に傾けて診療していました．間欠的な短い時間の集積でも，骨は大きな改造現象を起こすのです．

8 歯は，力のバランスの間に浮いています

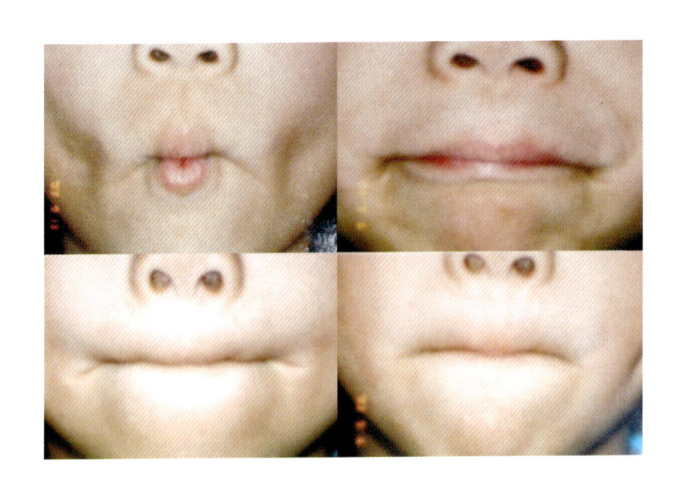

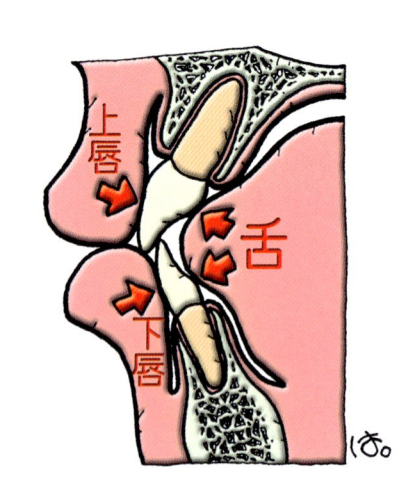

　歯は，舌と頬や唇，そして歯と歯の咬み合う力の調和のなかで位置を保っています．持続的であれば，非常に弱い力でも，歯は容易に動きます．歯は，軟組織の力のバランスの上に浮くボートのようなものです．つまり，歯は，歯のまわりの筋肉のバランスの上に立っているのです．

　上の図は，前歯の部分の断面図です．たとえば舌の押し出す力が唇の圧よりも強ければ，歯は唇側に押されて傾き，反対に唇の圧のほうが強ければ，歯は舌側に傾きます．唇を強く結ぶ癖は前歯を内側に倒してしまいます．アゴを支える臼歯の咬み合わせが低くなれば，下アゴの前歯は上アゴの前歯を突き上げ，上の前歯は唇側に倒されてしまいます．

　永久歯が萌出したあとも親指を吸う癖が続いている場合には，上の前歯が土台の骨ごと前に突出してしまいます．口を半開きにした独特の顔貌は，多くは口呼吸によるものです．むし歯で乳歯を早く抜歯したままにしていると，隣接する永久歯が傾きます．舌を前に突き出す癖は前歯を突出させ，舌を咬む癖は，上下の歯を骨の方向に押し下げたり（圧下），咬んでいる上下の歯の間に隙間をつくってしまいます．

　口の外から加わる力によりアーチが変形し，咬み合わせも変化しますが，歯列のまわりの力のバランスが崩れても同じことが起こるのです．力が弱くて唇が閉じない場合や舌を突き出す癖，舌を上に持ち上げられない場合，そうした問題を改善するだけで，乱れた歯並びが改善することがあります．ただ，こうした癖は，精神的ストレスがあると多くなったり，姿勢やアゴの位置，歯並びによって，改善できないこともあります．つまり，口の周囲の筋肉訓練（筋機能療法）は，リラックスできる状態をつくり，からだの姿勢やアゴの位置など，力のバランスケアの一環に位置づけることで，はじめて効果を発揮します．

歪みの正体

| 下唇を咬む癖 | エクボをつくる癖 | 唇を引き締める癖 |

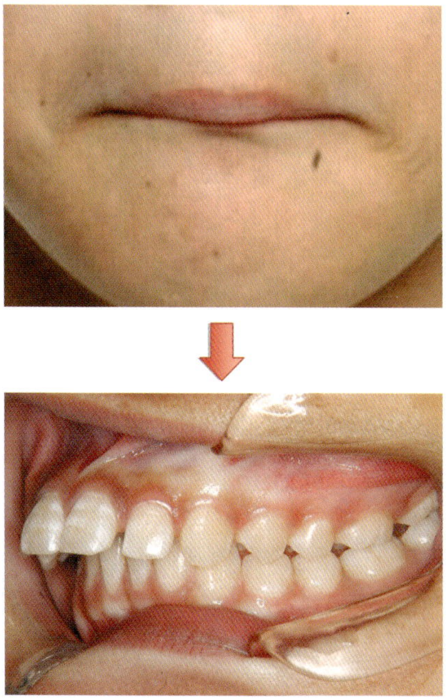

下唇を前歯の下に入れ込む癖で下前歯が内側に入って上前歯が唇側に出ています．俗にいう出っ歯になってしまいました．

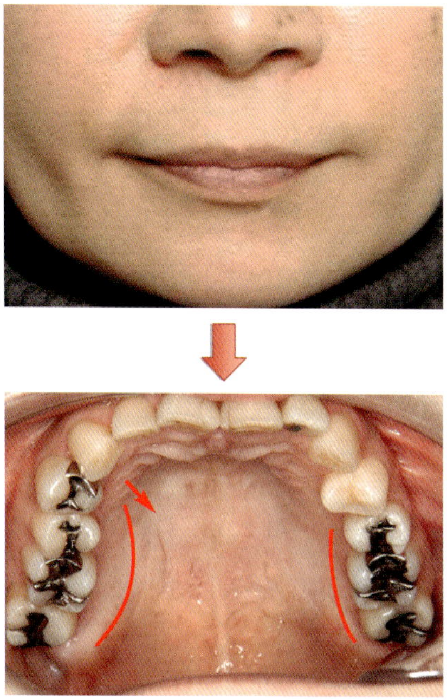

舌の痛みがあり，口唇圧，右の頬杖と左を下にして寝る癖のために歯列弓は四角形です．矯正治療でも内側に倒れた犬歯が起きません．原因はエクボでした．エクボの癖を直したら，よくなりました．

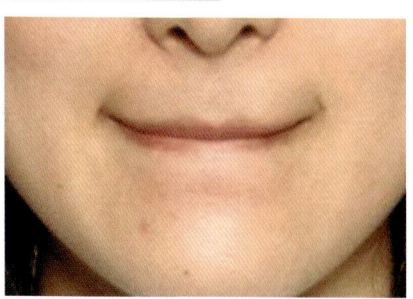

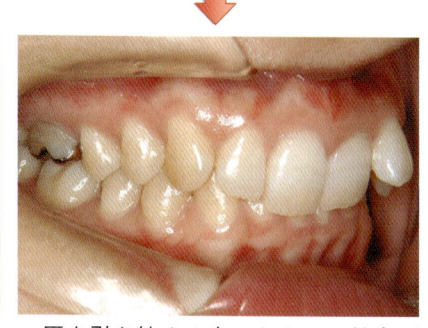

唇を引き締める癖のために，前歯が舌側に倒れ込んで，咬み合わせが深くなっていました．

| 頬を吸う癖 | 唇を巻き込む癖 | 唇を吸い込む癖 |

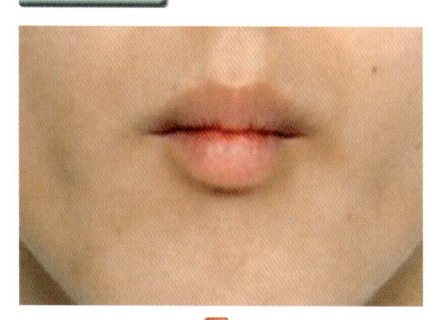

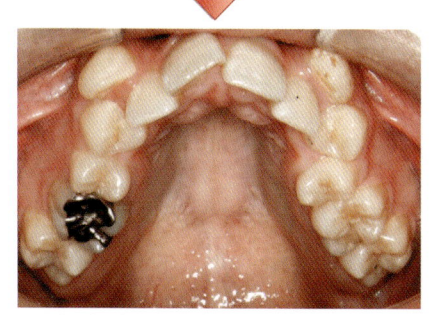

睡眠態癖や頬杖もありましたが，頬を吸い込む癖が歯列弓を狭くしていました．

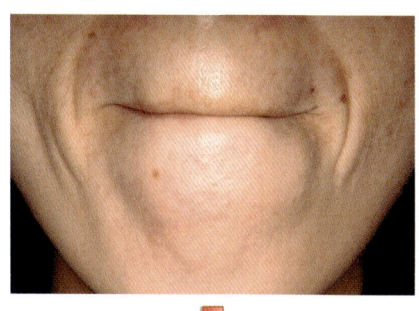

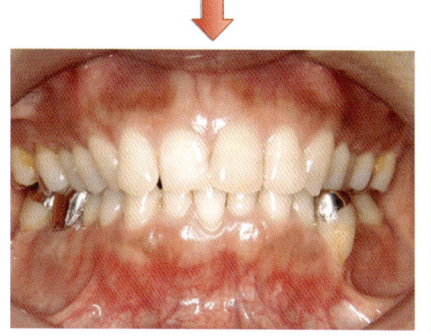

唇を巻き込む癖のために，前歯が舌側に傾いています．前歯も舌側に傾き奥歯も内側に傾斜していました．

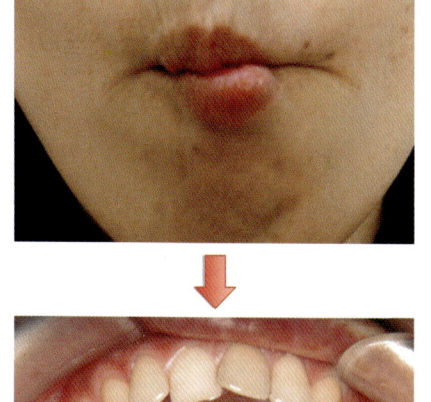

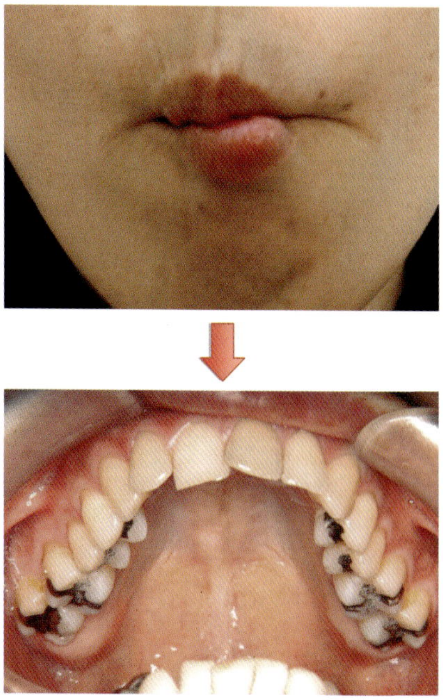

左の人には，唇をよじって吸い込む癖もありました．奥歯が内側に傾斜していることと関係がありそうです．

9 生活の中に隠れている犯人

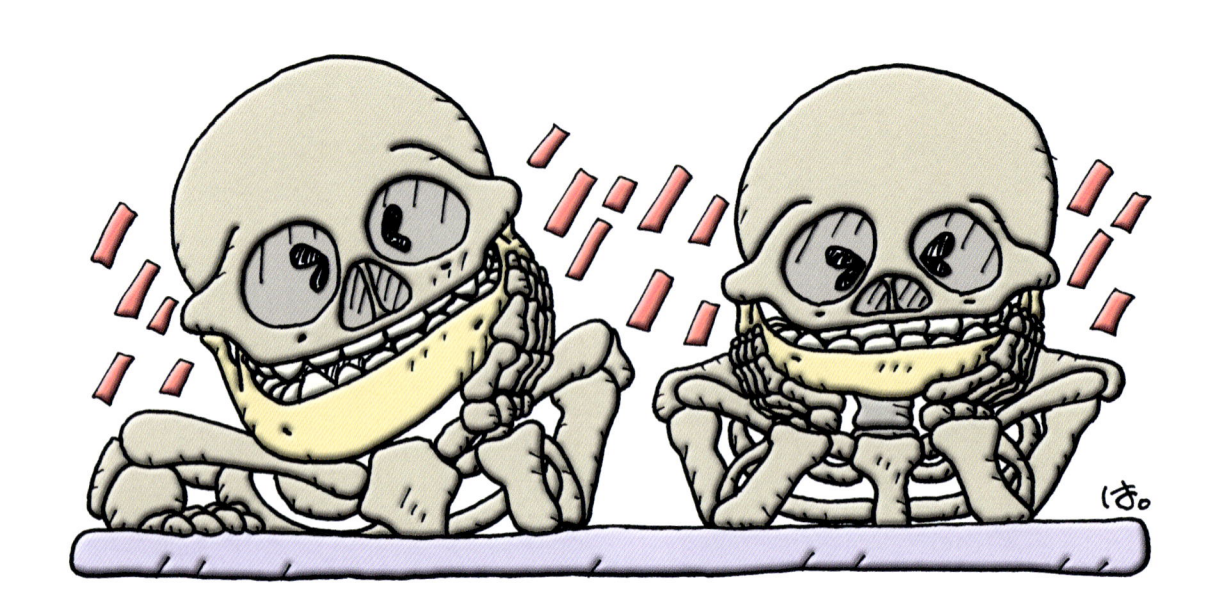

　寝付きの悪い人のなかには，寝入るときの姿勢を「うつ伏せ」と決めている人がいます．「うつ伏せ」になると，当然，顔の向きも左右どちらかに決まっています．

　この場合，顔面の片側に大きな力がかかるのですが，おそらく苦しい姿勢になるせいでしょう，横を向いた顔の下に手の平を入れる人が少なくありません．このような場合には，局所的に強い持続的な力が顔面の一部に加わります．

　ソファで昼寝をするような場合にも，頬に手を当てるような姿勢をしている人が多いようです．しばしば寝返りを打つとしても，睡眠時には，起きていれば耐えられないくらいの長時間，同じ姿勢をつづけるので，顔面に持続的な矯正力が働きます．

　こうしたことは，すっかり習慣化していて気づきにくいのですが，顔面を著しく歪ませるほどの力の正体は，しばしば睡眠姿勢です．

　このほか，習慣化した姿勢は，自分では自覚がないので，なかなか弊害に気づきにくいものです．

　たとえば，食卓を囲んで家族の座る位置が，咬み合わせに影響を与えていることがあります．

　ごはんを口に頬張りながら，後ろ向きにテレビの方を振り返って食べるお子さんは，顔を向けたテレビの側で噛みやすく，同側のアゴの関節にとても無理がかかる……といったようなことです．

歪みの正体

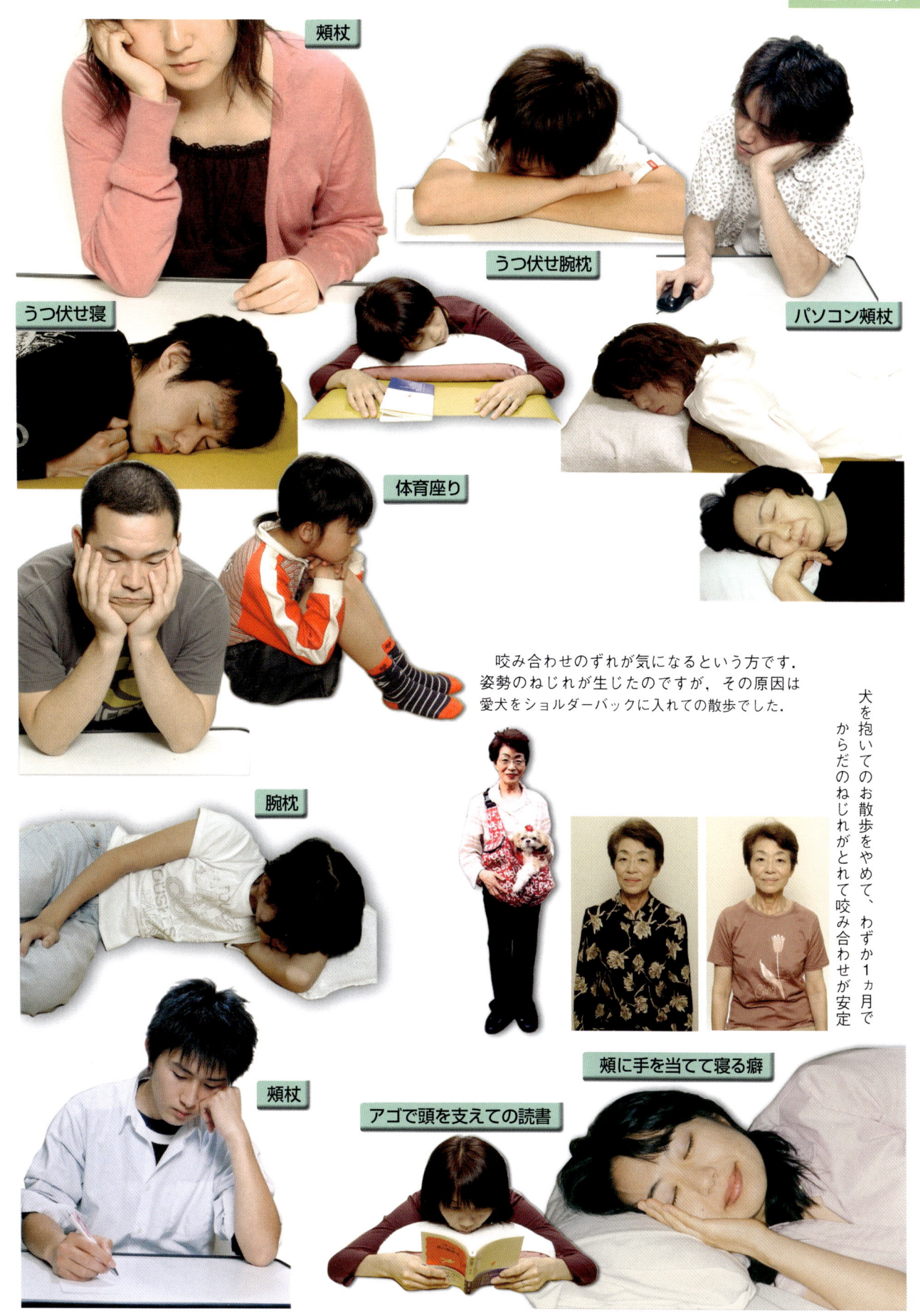

頬杖

うつ伏せ腕枕

パソコン頬杖

うつ伏せ寝

体育座り

咬み合わせのずれが気になるという方です．姿勢のねじれが生じたのですが，その原因は愛犬をショルダーバックに入れての散歩でした．

犬を抱いてのお散歩をやめて，わずか1ヵ月でからだのねじれがとれて咬み合わせが安定

腕枕

頬杖

アゴで頭を支えての読書

頬に手を当てて寝る癖

10 頬杖ばかりでなく，仕事や趣味でバランスを壊すこともあります

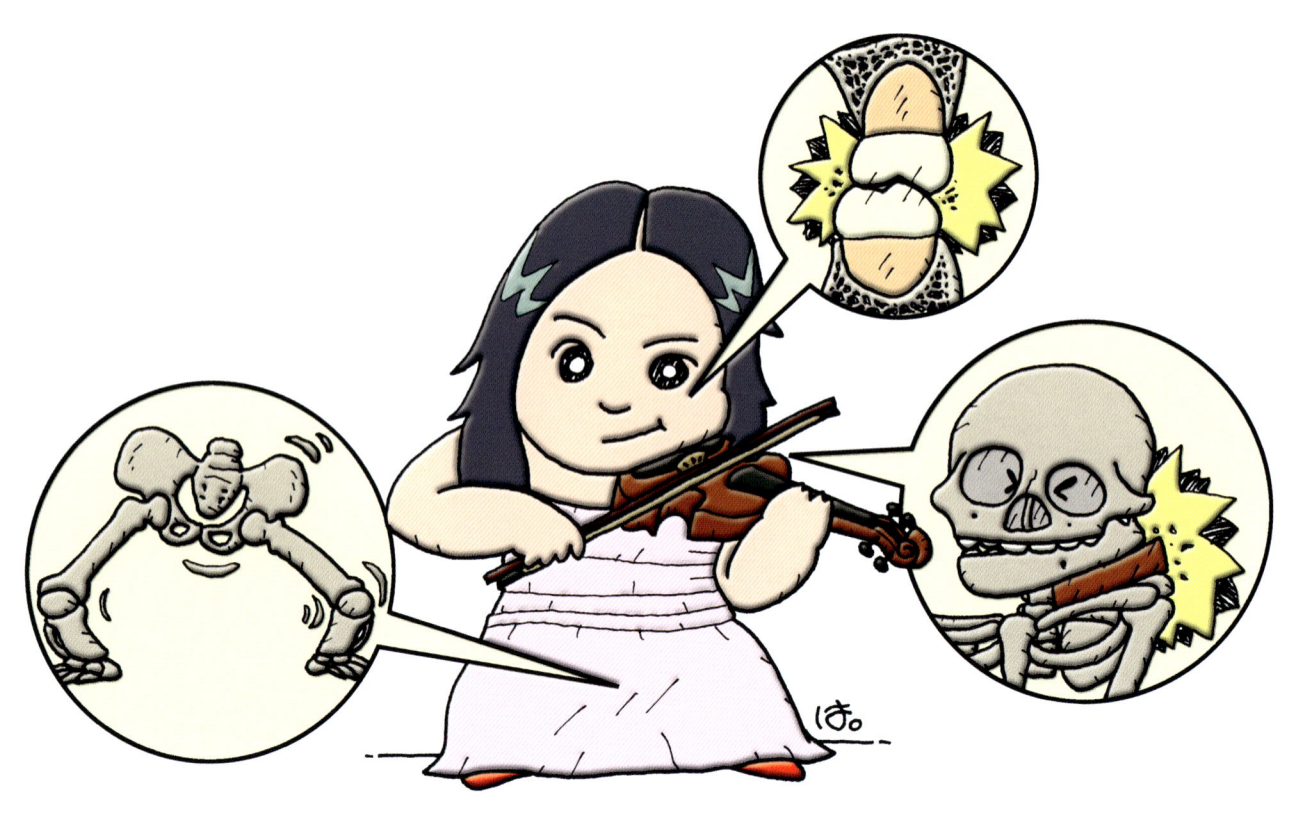

　歯や顔に加わる力のアンバランスで，改善が難しいもののひとつに，職業上の態癖があります．

　たとえばバイオリニストは，左のアゴでバイオリンを支えます．両手を離してもぐらつかないようにアゴと肩だけでしっかりとバイオリンを支えなければなりません．このためにバイオリニストは，いつも左に顔を傾けて，左側を強く噛みしめることになります．

　いつも微笑みを絶やさずにいることを求められる仕事もあります．常に口角を引いた状態でいれば，歯は動きます．

　また，どうしてもアゴが横にずれてしまうという方に仕事の内容を詳しく尋ねると，船に自動車をバックで積み込むために，1日中，ずっと後ろを振り向きながら仕事をしていることがわかりました．重量挙げや投てきなどのスポーツ選手，そしてゴルフなどでも歯を噛みしめることが多いのです．

　健康のためによかれと思って，毎日欠かさずしている体操やストレッチ，口のまわりのマッサージが，バランスを壊す原因になっていることもあります．

　一所懸命になるあまり，からだのバランスを壊してしまうのです．バランスを壊して体の調子も崩れると，仕事どころか，生活することすら難しくなる場合もあるのです．

歪みの正体

編み物に熱中して……

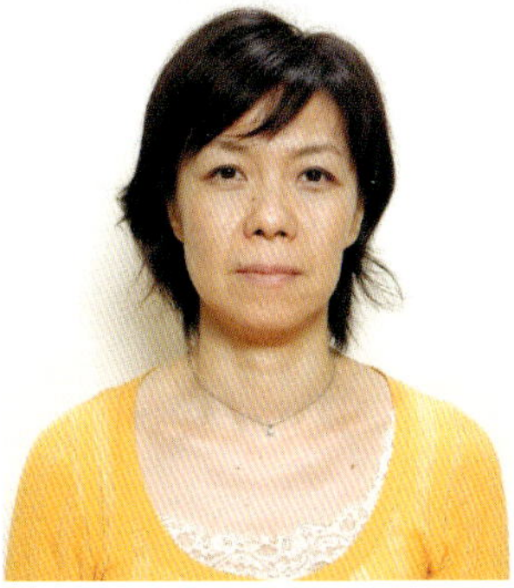

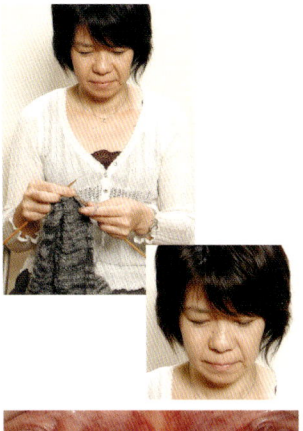

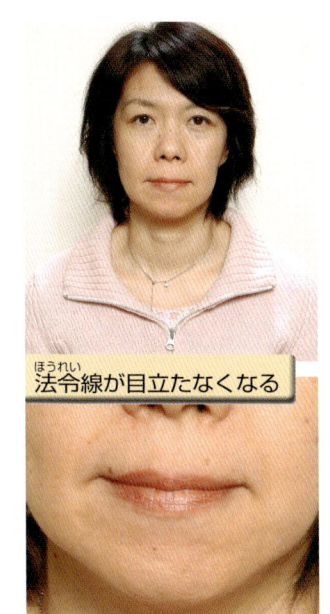

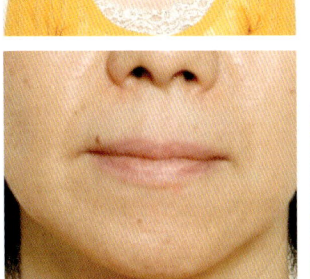

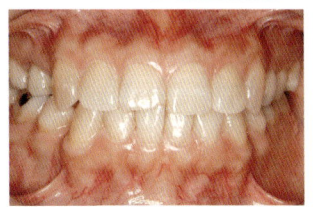

法令線が目立たなくなる

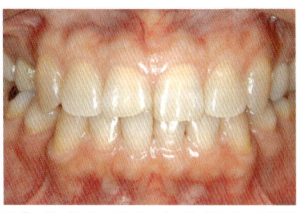

　左の法令線が深くなり口元がアンバランスに緊張しています．編み物が好きで左の口元に力を入れてしまうことが原因と推測しました．そうしないように注意してもらう（認知行動療法）だけで，顔貌に改善が見られました．

40年間ピアノを教えて……

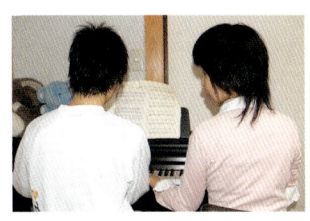

（ピアノの写真は別人）

正中は一致しているが，下顎は左側に偏位していた　術前

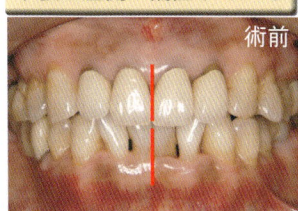

正中が右寄りだが，下顎は安定　奥歯安定後

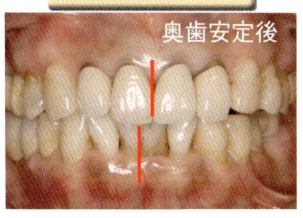

　20年前の歯科治療以来，頭痛，肩こり，関節痛，どこで噛んでよいかわからないという苦痛をかかえることになったそうです．この方はピアノの先生で，40年間にわたって1日約8時間，生徒の右に座って左を向く生活を送っているため，左側の咬み合わせが低くなっていたのです．歯科治療で左右を同じ高さに修復したため，左に向くときに違和感を感じるようになってしまいました．ピアノを教える位置をときどき左に変えるだけで症状は改善しました．

職業上アゴを使うと……

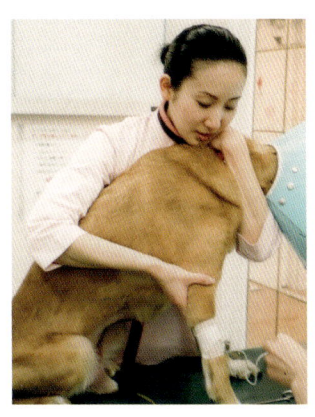

矯正治療後　　やり方を変えて4ヵ月後

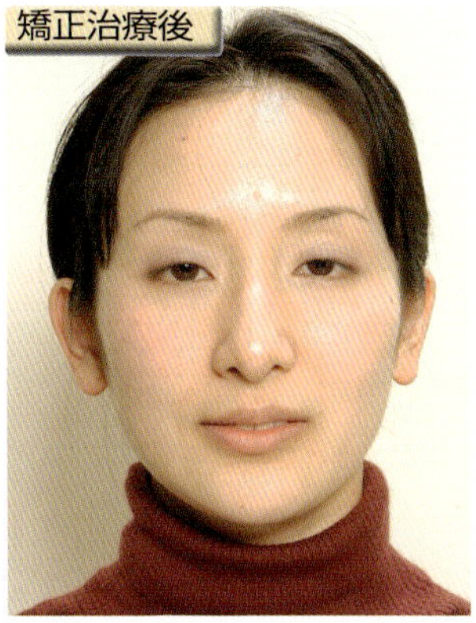

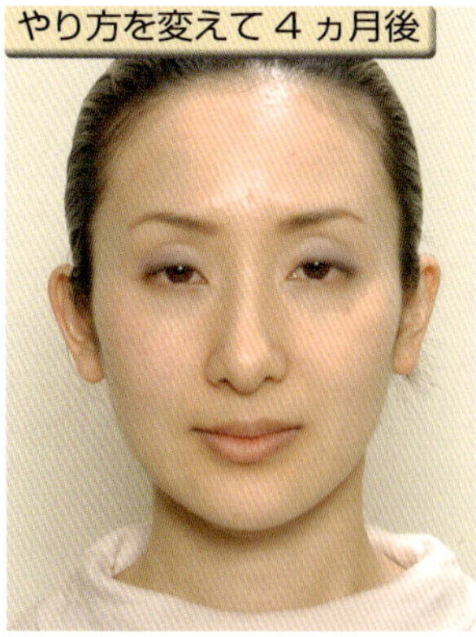

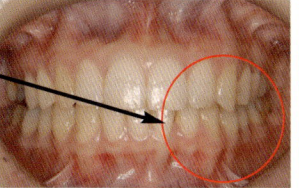

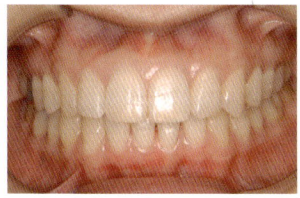

唇に力が入っていると，歯肉の上から歯根の形が透けてみえる

　矯正の治療後，歯列はきれいになったのですが，左目が細くなり左の下アゴの歯ぐきが少し下がってしまいました．
　左の顔面になんらかの力が加わっていることが想像されました．この方の仕事は，動物病院のアシスタントで，大型犬を処置するときに左手と左アゴをつかって押さえていることがわかりました．アゴに力が加わらない押さえ方に変えて4ヵ月後に，問題は解決しました．

11 意外と怖い食いしばり（クレンチング）

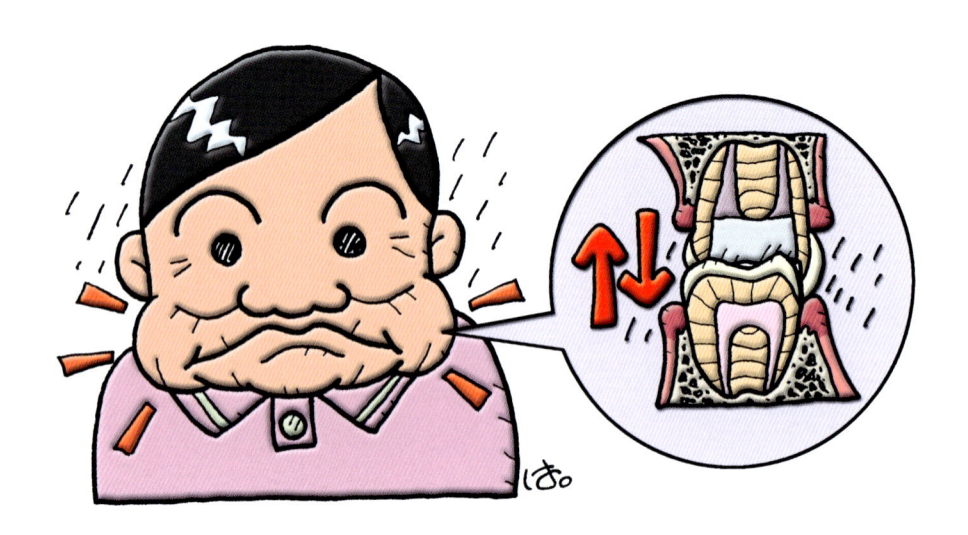

　アゴは腕と同じように，リラックスした状態では筋肉でぶら下げられています．安静にしているときには，歯と歯の間には，隙間があるのが正常なのです．食物を噛むとき，唾液を呑み込むとき，一部の発語のときにだけ，歯と歯を咬み合わせます．ところが，いつも歯と歯を咬み合わせている人がいます．ことさら強い力でなければ，本人は食いしばっているという自覚はありませんが，これはクレンチングという癖（歯牙接触癖ともいう）です．

　上下の奥歯と奥歯が深く咬み込んでいる場合，歯列が窮屈な関係ではまり込んでいる人に起こりやすい癖です．眠っている間に長時間強く噛みしめている人は，朝起きるとアゴが疲れているのでわかります．このようなクレンチングをしていると，アゴの筋肉，頭部や頸部の筋肉や筋膜が疲れて，頭痛や首，肩の痛みが生じます．

　咬み合わせにかかわる不快症状は，一般にクレンチングとなんらかの関係があります．睡眠時のブラキシズムは，レム睡眠時の脳の働きによるものと考えられていますが，クレンチングは，上下の歯の咬み合わせとも深い関係をもっています．歯と歯を咬み合わせるたびに，あそびがないことが食いしばりを誘発すると考えられます．

　カチカチと歯を打ち鳴らす人もいます（タッピング）．これは咬み合わせが低くなっている人に多い癖です．ギリギリ歯をこすり合わせる歯ぎしり（グラインディング）をする人は，歯がすり減って，上下の咬み合わせがルーズになります．

　ものを食べるときに必要以上に強く歯をこする人もいます．硬い食品を癖のようにいつも口にしている人は，歯ぎしりと同様の害が生じます．

歪みの正体

上下の歯列のはまり込みで……

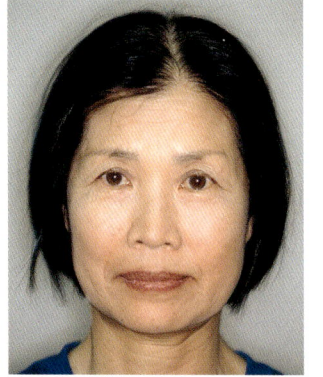

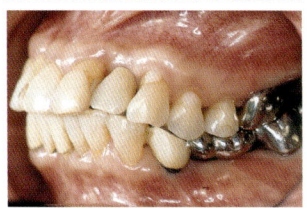

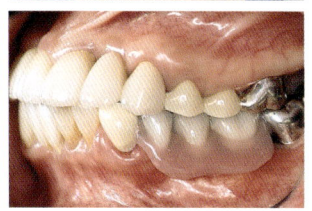

強いクレンチングがあって体調不良を訴えている女性（59歳）．深い側方の彎曲のために，上下の歯列がはまり込んだかたちになっていました．下の歯を抜歯してそのままにしていたため，上の歯が伸びだし，その状態でブリッジを入れたことが原因です．はまり込みをなくしたのちには体調もよくなりました．

インレーの脱落のまま……

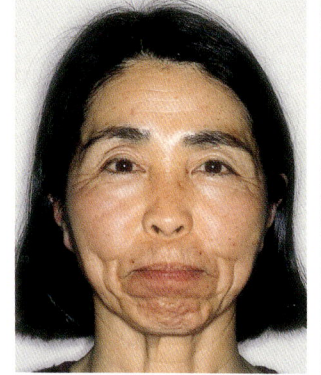

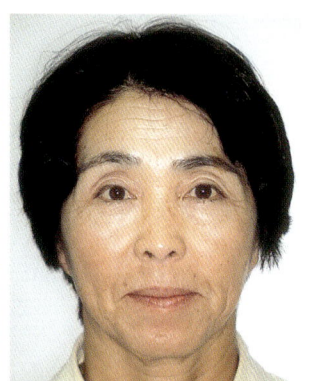

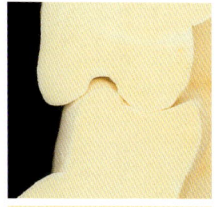

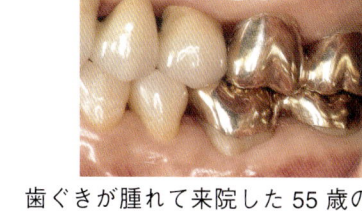

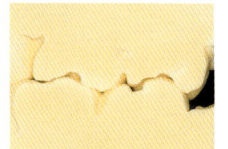

歯ぐきが腫れて来院した55歳の女性．インレーの脱落した部分が深くはまり込んでクレンチングを招いていました．そのために顔面もいつも異常に緊張して，歯にも力が入って歯周病を悪化させたのです．

食いしばりで咬み合わせが傾く

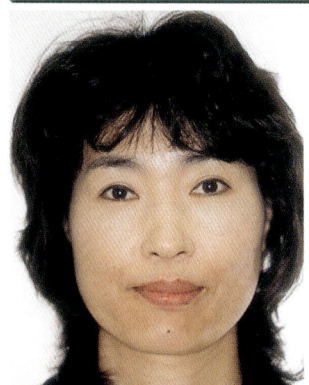

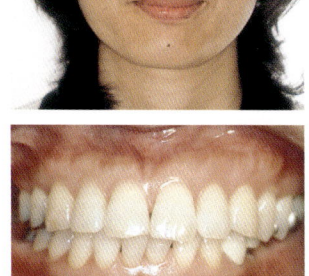

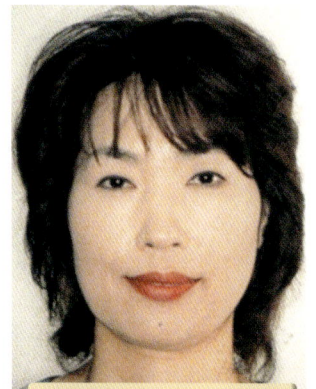

態癖を改善し歪みも改善

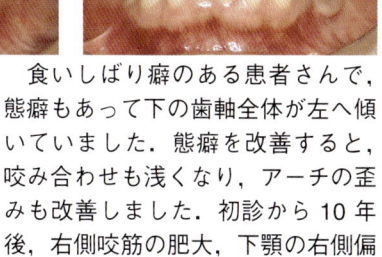

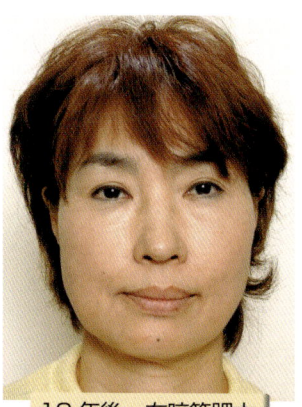

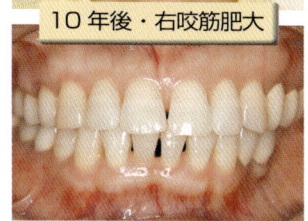

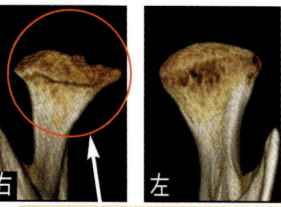

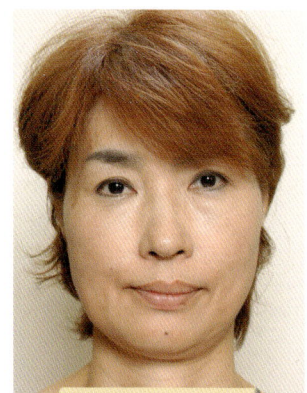

10年後・右咬筋肥大

スルメをやめたら

オトガイ右偏位

食いしばり癖のある患者さんで，態癖もあって下の歯軸全体が左へ傾いていました．態癖を改善すると，咬み合わせも浅くなり，アーチの歪みも改善しました．初診から10年後，右側咬筋の肥大，下顎の右側偏位を伴い，体調不良を訴えて来院されました．スルメが好物で，右がみで常食していたのが原因でした．

すり減っている（アゴの関節）

食いしばり，スルメをやめて……．頬の筋肉の肥大も少し減少しました．

12　力のアンバランスを無視した歯の治療は危険

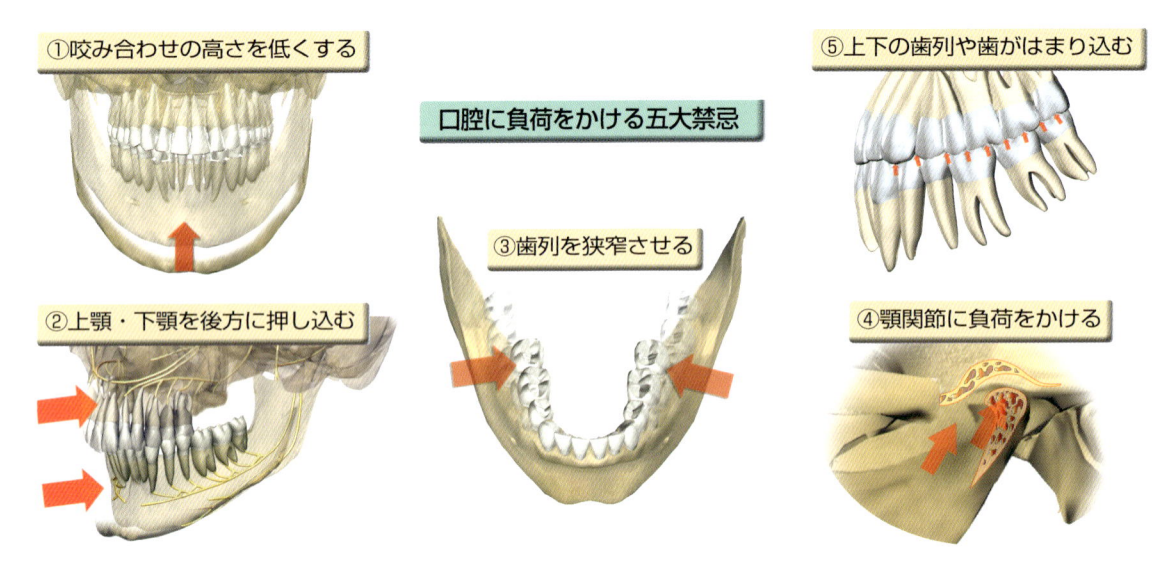

①咬み合わせの高さを低くする
②上顎・下顎を後方に押し込む
口腔に負荷をかける五大禁忌
③歯列を狭窄させる
④顎関節に負荷をかける
⑤上下の歯列や歯がはまり込む

　咬筋は下アゴのエラの部分を頬骨に向かって，側頭筋はさらに後方の筋突起を側頭骨（こめかみあたり）に向かって引き上げます．このため，臼歯の支えがなくなるとアゴは後上方に入り込んでいきます．歯列全体を小さくした場合にも同じことが起こります．このため禁忌の①から④は，密接に関わっています．

咀嚼筋
内側翼突筋
外側翼突筋
側頭筋
咬筋
（は．

　歯の治療は，歯の状態をよくするはずですが，アゴが歪む原因を見落して歯だけを治療をすると，治療がきっかけで咬み合わせがうまくいかなくなることがあります．たとえば頬杖などの悪い癖のためにアゴがずれているせいで咬み合わせがずれている人の歯列を，アゴのずれを無視して歯と歯の関係をきれいにそろえてしまうと，アゴがずれた位置で，歯と歯が咬み合うようになります．歯をきれいに並べて，咬み合わせをよくする矯正治療でも，からだ全体からみると，歪んだ位置にアゴが位置づけられてしまうことがあるのです．

　あるいは1本の歯を治療するとき，その1本の歯の治療としては適切でも，口の中の咬み合わせのバランスを壊してしまうことがあります．歯にかぶせる治療をしたとき，直後に高いとか低いと感じることがあるのですが，もしアゴの位置を考慮せずに，その歯が上の歯に当たるか当たらないかだけを診て修正を進めてしまうと，かえってアゴの位置がずれてしまいます．このような治療を繰り返すと，アゴの形まで変わってしまいます．また，長期間歯を抜けたままにしていたところは，隣の歯や咬み合う歯が移動してしまっているために，歯のないところに歯を補うだけではアゴのバランスは回復しません．

　咬み合わせが歪んだ元々の原因を改善しない歯の治療は，かえって咬み合わせを悪くしてしまうことがあるのです．歯の治療は，力のバランスを回復したうえで，行うべきものなのです．

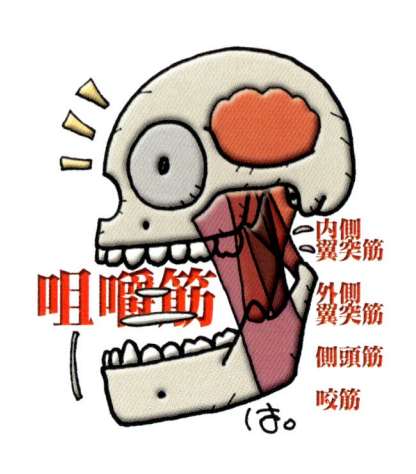

歪みの影響

〈開咬→矯正治療〉の前に……

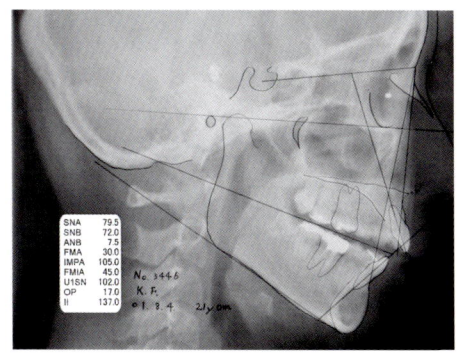

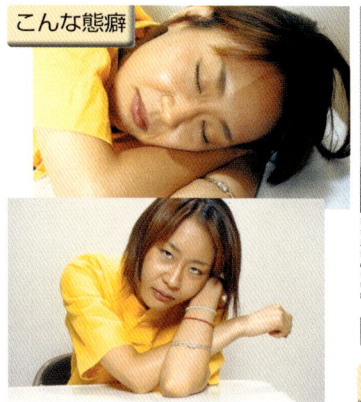

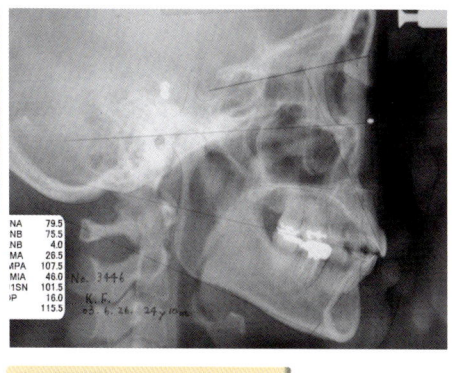

こんな態癖

前歯が咬み合わない

右顎関節　正常な関節像

生活習慣を改めただけ……

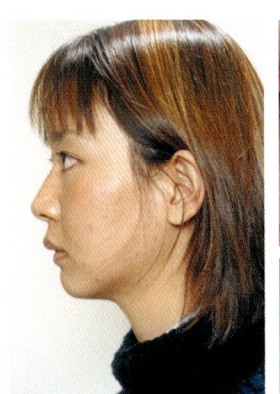

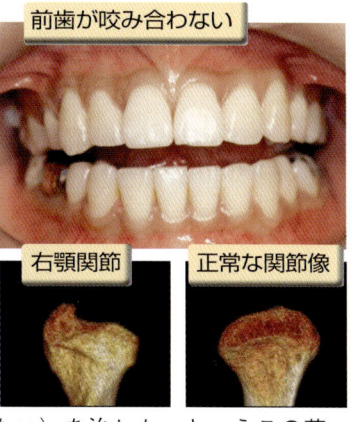

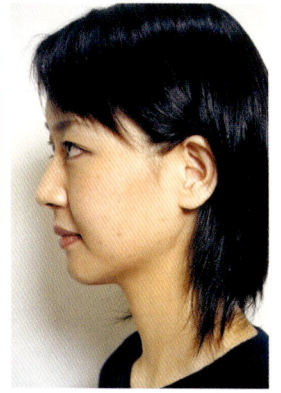

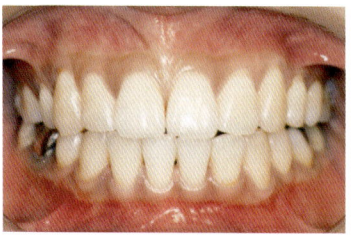

　開咬（前歯が咬み合わない）を治したいというこの若い女性には，頬杖や睡眠時の態癖で，下アゴを後ろに押し込む習慣が見つかりました．生活習慣に気をつけるだけで，下アゴは前に戻って咬み合うようになりました．

修復しても修復しても何度も壊れてきた

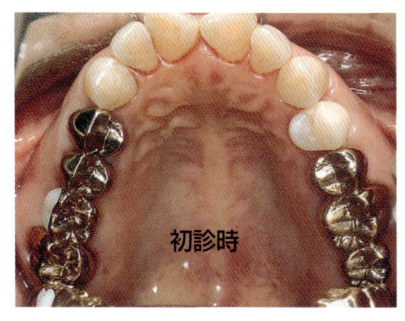

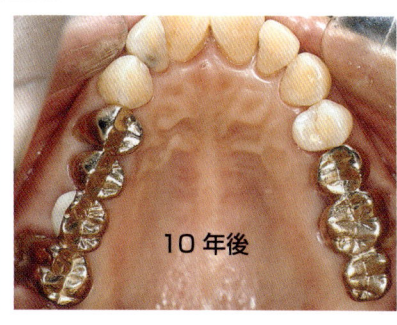

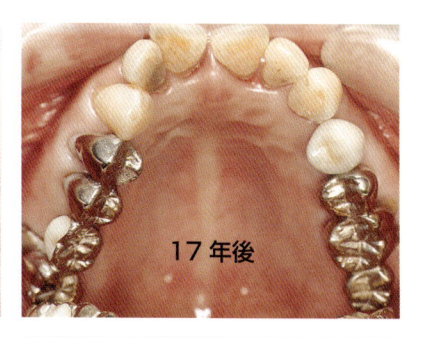

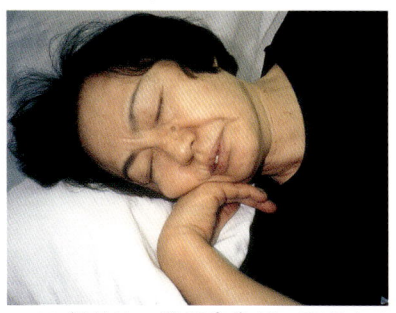

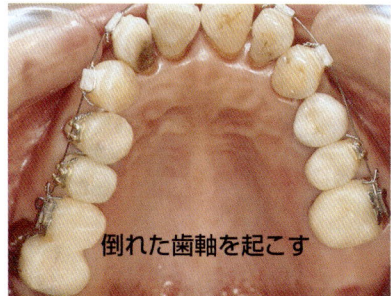

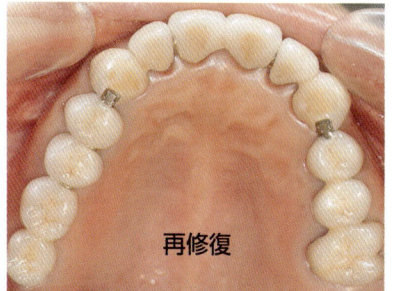

初診時　　10年後　　17年後

倒れた歯軸を起こす　　再修復

　15年前は，筆者自身が，患者さんの睡眠態癖に気づかず，下顎の入れ歯が壊れるたびに，修復を繰り返していました．頬に右手を当てて寝るために，ブリッジが内側に倒れ，前歯がせり出していました．筆者は，この診断ミスにより態癖の怖さを身をもって知りました．下段右は歯列弓を回復し，再修復したところ．

13 アゴの発育・遺伝的形態と後天的な問題は別問題

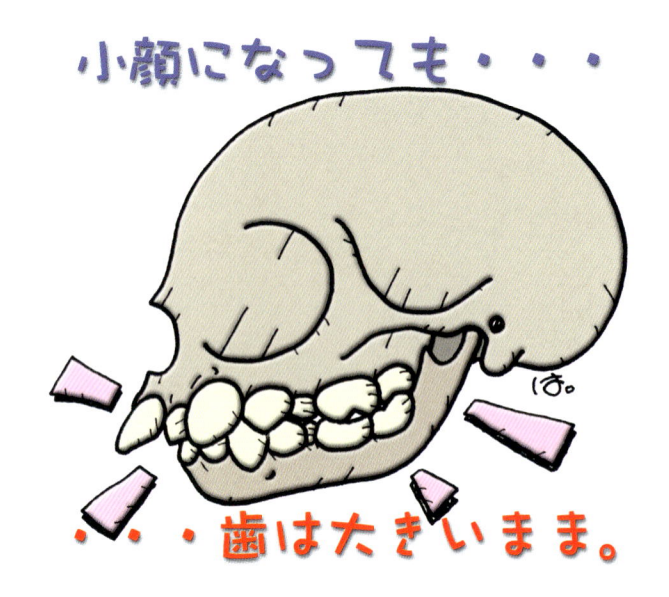

　わずか2～3世代，数十年のうちに，わが国の子どもたちの栄養状態は飛躍的に改善し，成年男子の平均身長はこの50年で15cmも伸びました．成長のスパートも年々低年齢化しています．反対に，運動量は減って，筋力は落ち，軟食化が進んでいます．

　短期間のこうした環境変化は，遺伝子によって形が決定されている歯にとっては，とても厄介な変化です．歯の大きさや形は，100年やそこらでは変化しないのです．すなわち，歯を受け入れる土台の顎骨は小さくなっているのに，歯は昔のまま大きいために，さまざまな歯並びの異常が増えています．

　しかし歯並びの問題は，見かけを解決すればすむわけではありません．外見の改善を求める場合には，まず遺伝的な問題か後天的な問題か，後天的な問題であれば，どのような力のバランスを回復すればよいかが重要になります．そして力のバランスを可能なかぎり改善したうえで，はじめてかたちの改善について治療計画を検討することができます．

　若年者は，軟食によって顎骨（とくに下顎骨）の発育が不十分なうえに，よくない生活習慣（態癖）により口腔を歪ませることが増えています．

　矯正治療は，アゴが小さく歯が凹凸しているからといって，小さなアゴに合わせて歯の数を減らせばよいわけではありません．しっかり噛んだときに正常に発育するであろうアゴの大きさにまず戻すところから始めるべきです．また，生活習慣で下顎を後ろに押し込めた発育になっているのであれば，生活習慣を改め，本来成長するであろう大きさまで成長を促すところから手をつけるべきです．

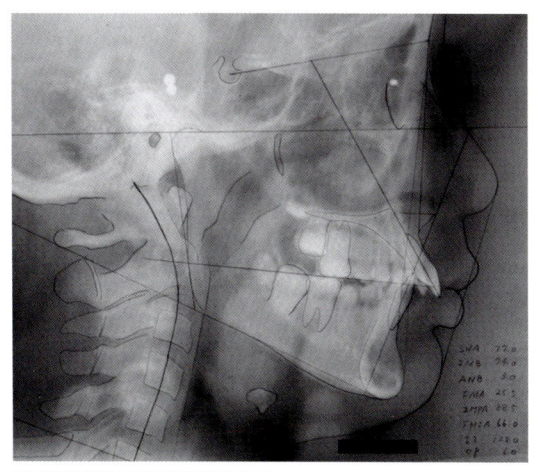

歪みの影響

1年後

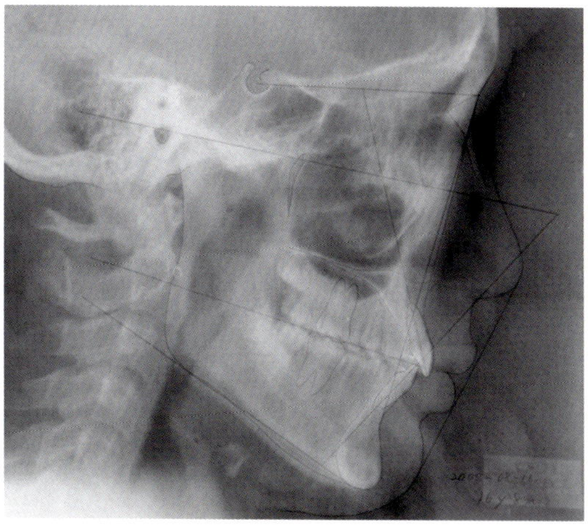

出っ歯のように見える

抜歯して小さく整える？

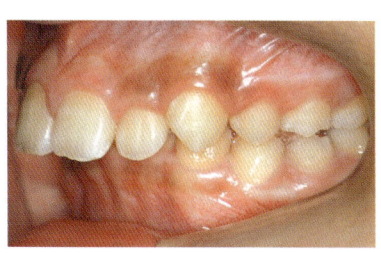

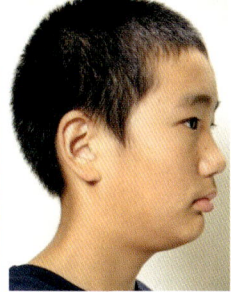

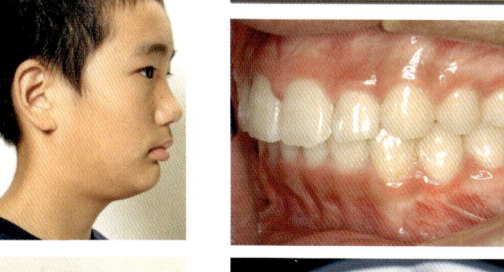

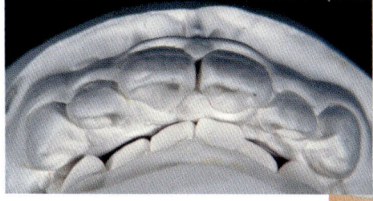

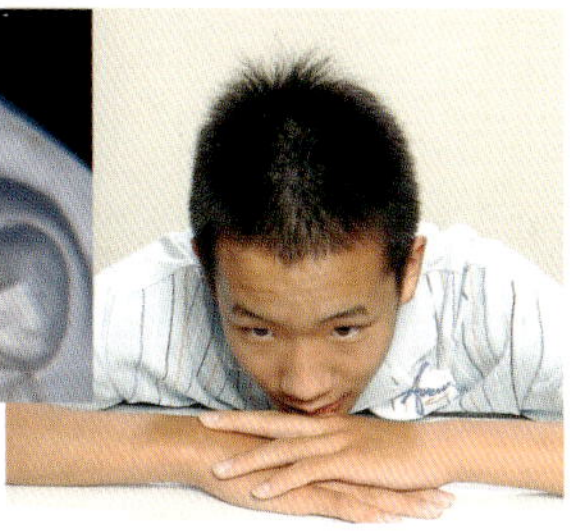

首の直径は1年3ヵ月の間に13mmも太くなり，たくましい青年に成長した

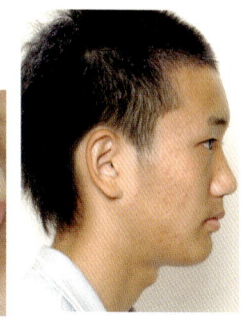

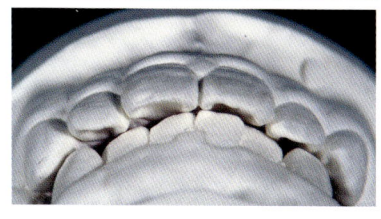

　13歳の男子ですが，口の中だけで診断すると著明な上顎前突で，咬み合わせも深いので，上下4本の小臼歯を抜歯して歯列弓を小さく整えることを考えてしまいます．しかし，両親の顔貌を見てみましょう．両親は，前突ではなく，咬み合わせも浅く，歯並びも悪くありません．実は，この少年にはアゴを机につけて頭を支える癖がありました．発育期にアゴを後ろに後退させたために，過蓋咬合になり，上の前歯のスペースがなくなって前に突き出したもののようです．

　態癖を改善することの必要性を本人が理解したので，機能的な矯正装置で下顎の成長を促し，さらに矯正治療によって改善しました．小さい下アゴに合わせて上アゴを下げるのではなく，正常な上アゴに合わせて下アゴを大きくしました．持って生まれた本来の咬み合わせは正常だったのです．生活習慣で悪くしていただけなのです．

両親には，前突も深い咬み合わせもない

父親

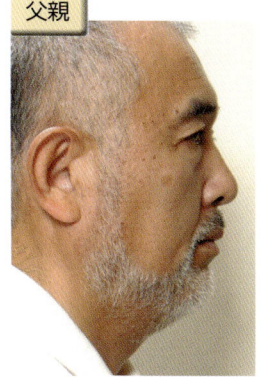

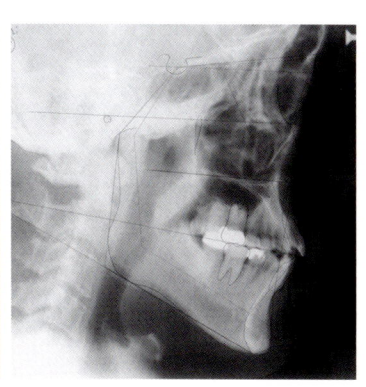

母親

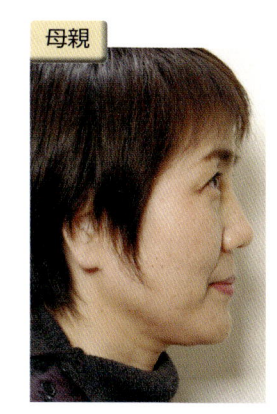

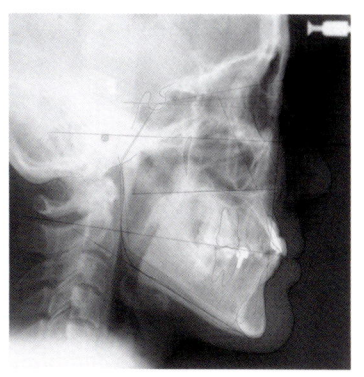

14 現代の若者のスマートな顔立ちが，怖いのです

ブレーキーフェイシャルパターン（短顔型）

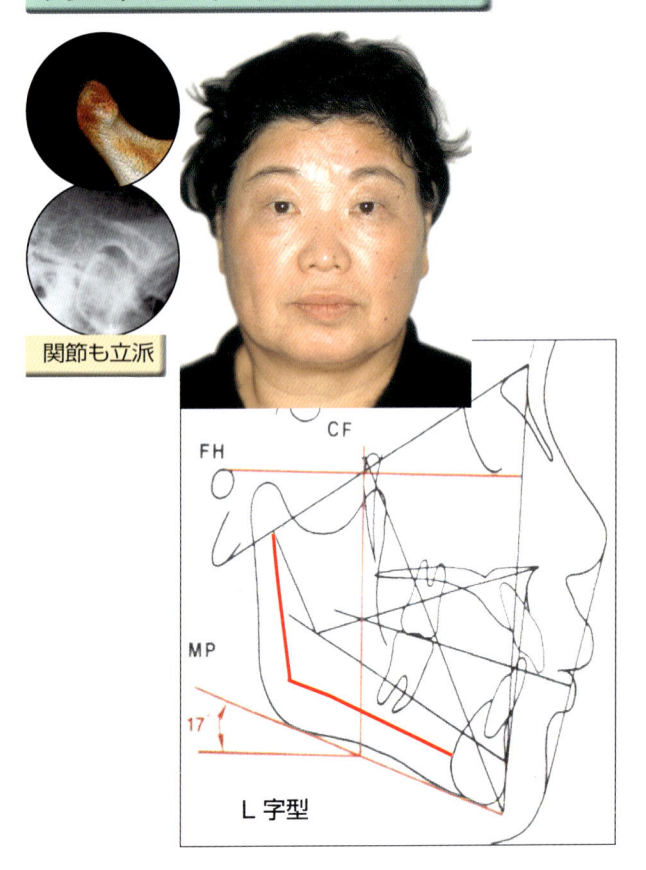

関節も立派

L字型

ドリコフェイシャルパターン（長顔型）

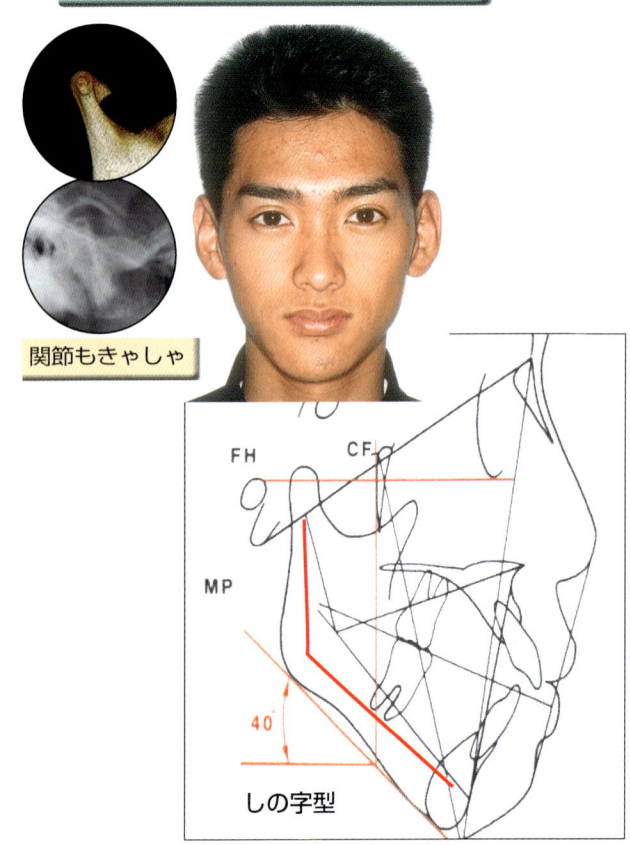

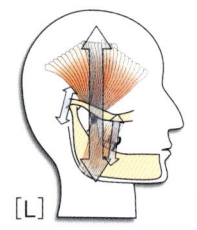

関節もきゃしゃ

しの字型

[L]　[し]

下顔面が短く，エラが張った顔（「L字」のアゴ）では，奥歯の咬み合う位置と筋肉は，重なっていますが，「しの字」のアゴの人は，この位置関係が斜めにずれ，アゴの関節部分（下顎頭）も発達しないため，アゴの位置のずれを起こしやすくなります．

　わずか50年，2世代ほどの間に，日本人の顔かたちはずいぶん変わりました．細面で中高のスマートな顔が多くなったのです．硬く咬み切りにくいものを嚙んで食べていた古代人は，咀嚼筋が発達していました．側頭筋が頰骨を前・外側に押し出し，エラ（下顎角）が突出し，下顎骨全体がL字型になって，顔幅が広く奥行きが深かったのです．

　日本列島の先住民であった縄文系の人に対して，稲作とともに大陸から渡来した弥生系の人はややスマートな顔立ちでしたが，それから2000年もの間，日本人の顔に大きな変化はありませんでした．ところが戦後，食べ物の嗜好や食習慣の変化が一気に進んで，ちょうど江戸時代の殿様顔（面長で鼻が高く，出っ歯）のような下顔面の細長い長顔型（ドリコフェイシャルパターン）の若者が増えています（下顎骨は「しの字」型）．

　栄養がよいために背が伸びる一方で，骨格の大きさの割に筋力が乏しいことは，アゴだけでなく，全身の姿勢にも影響しています．背筋が曲がり，猫背になり，首が長くなって頰杖などのからだの悪い癖（態癖）も多くなっているように思われます．長顔型に態癖が加わるのですから，その影響は甚大です．

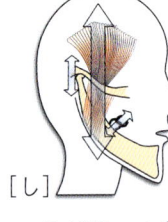

歪みの影響

下顎前突の方の「L字」型と「しの字」型

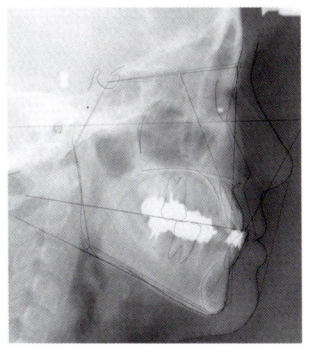

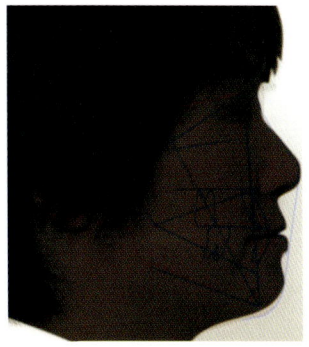

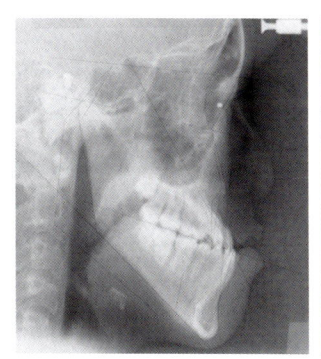

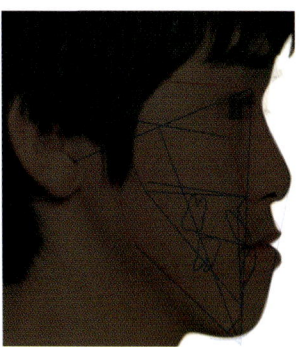

「しの字」型の若い人が増えていますが，このような下顎が前に出た「しの字」型の人の場合，下顎を奥へ押し込むと，歯の咬み合わせは正常になりますが，気道が狭くなって姿勢も悪くなってしまいます．

長顔型と舌低位

極端な長顔型の人は，舌の位置が低くなりやすく，歯と歯の間に舌を咬み込む癖によって，歯と歯が咬み合わない状態（開咬）になりやすく，アゴの関節がずれやすくなっています．また，気道が狭くなりがちで，口唇を閉じる力も弱く，口呼吸になりやすい傾向があります．

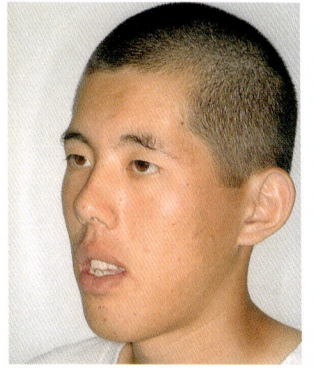

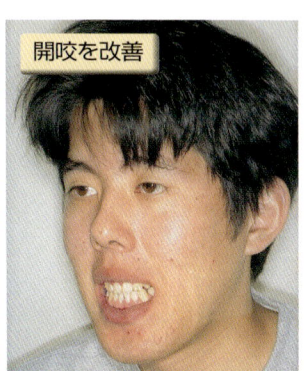

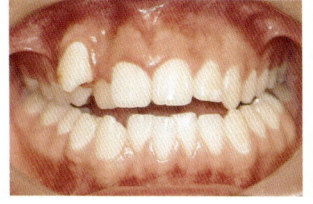

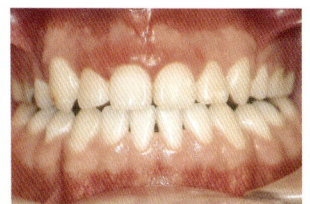

開咬を改善

歯列弓の拡大による上下顎前突の改善

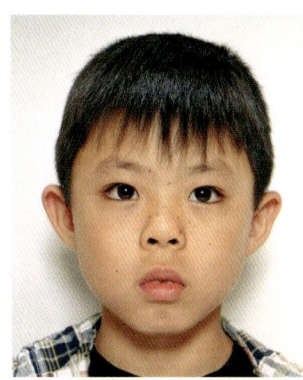

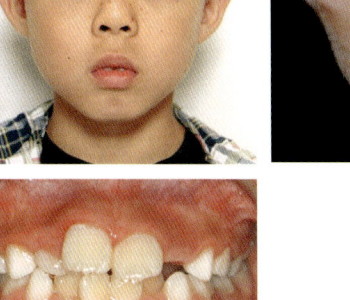

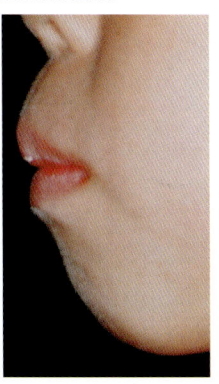

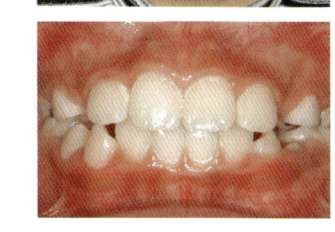

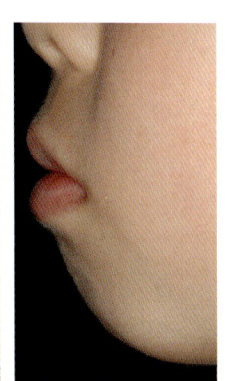

歯列弓が狭くなって，その結果，舌の入るスペースが狭くなり，上下の歯を前に突き出していました．歯列弓を拡大したところ，前突も改善し，顔の形も丸くなりました．

15　力をコントロールしないと，口から年を取る？

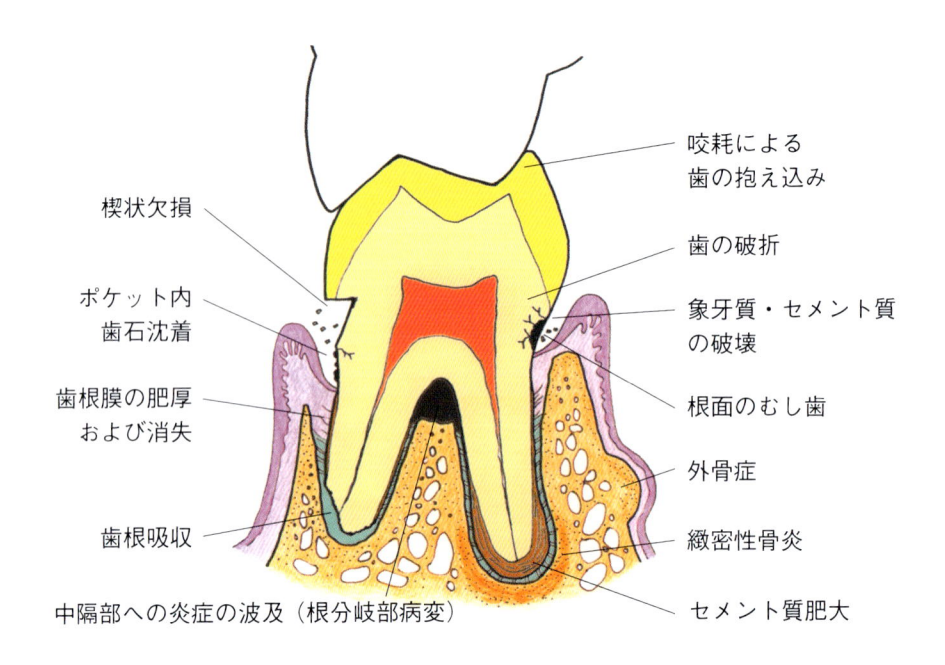

図ラベル（歯の断面図）：
- 咬耗による歯の抱え込み
- 歯の破折
- 象牙質・セメント質の破壊
- 根面のむし歯
- 外骨症
- 緻密性骨炎
- セメント質肥大
- 楔状欠損
- ポケット内歯石沈着
- 歯根膜の肥厚および消失
- 歯根吸収
- 中隔部への炎症の波及（根分岐部病変）

　年を取ると背が低くなるのと同様に，咬み合わせも低くなります．これはおもに歯がすり減るためです．歯がすり減ると噛み切りにくくなるので，自然に力を入れて噛むようになります．そのために歯は，骨の中に埋まり込み，ときには傾いて，咬み合わせが一段と低くなるのです．こうして中・下顔面の短い，いわゆる「老け顔」になりますが，「老化」による疲労は顔だけでなく，関節，歯周組織，口腔周囲筋に及んでいます．

　「老化」による疲労のサインが歯に顕著に表れることがあります．歯の根元（歯頸部）が深くくびれてしまったり，金属の修復物にしわができたり，歯を支える骨が局所的に失われる状態がそのサインです．それは食いしばり（クレンチング）や歯ぎしり（グラインディング）のために，特定の歯の特定の部分に力が集中して生じたものです．

　ジェットコースターの車軸が折れたり，トラックのホイールハブが壊れて走行中にタイヤが脱輪する事故が注目を浴び，「金属疲労」という言葉が知られるようになりましたが，十分な強度がある金属でも，繰り返しの負荷で折れることがあります．歯の老化は，これと同じ理屈で生じます．平滑面や歯頸部のむし歯の初発には，繰り返しの負荷によるエナメル質の破壊が関係しており，歯槽骨が局所的に失われる歯周病にも，過大な力がかかわっていると考えるのが理にかなっているでしょう．

　歯に表れる徴候と，骨のかたちや歯の位置・傾きの変化から，歯に加わる有害な力（非機能的な力）を推測することができます．有害な力をできるだけ少なくすることが，老化によって増加する歯の喪失リスクをコントロールするために，とても重要です．

馬の奥歯の「整歯」

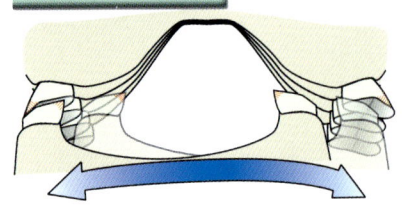

　馬は，アゴを水平に動かして草を食べます．そのために，馬の奥歯は，ひどく摩耗してしまいます．水平に摩耗して外側が尖った臼歯の状態を斜歯と呼び，競走馬などでは定期的にこの尖った部分を削る「整歯」という調整をしないと，舌や頬を傷つけ，体力がおちてしまいます．

バランスケアは元気の素

強い力により歯がすり減ると，さらに強い力がかかる

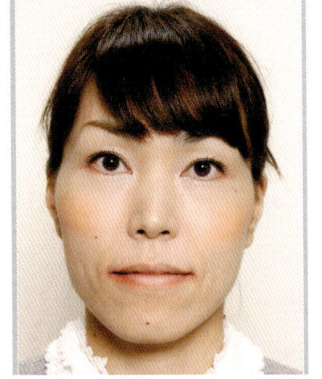

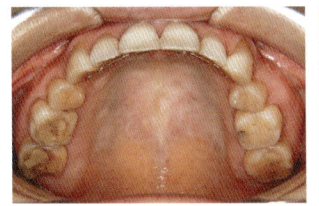

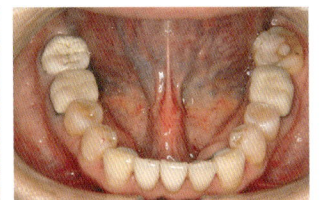

ツルツルにすり減っている歯

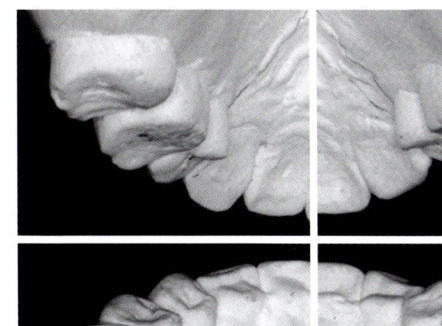

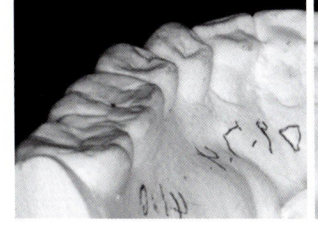

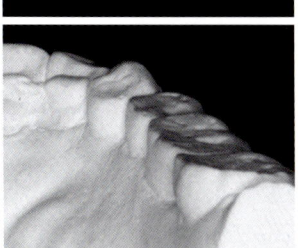

少し樹脂を足して咬み切りやすく溝を入れただけで，筋肉の緊張がとれ，肩・首・顔の痛みが解消した

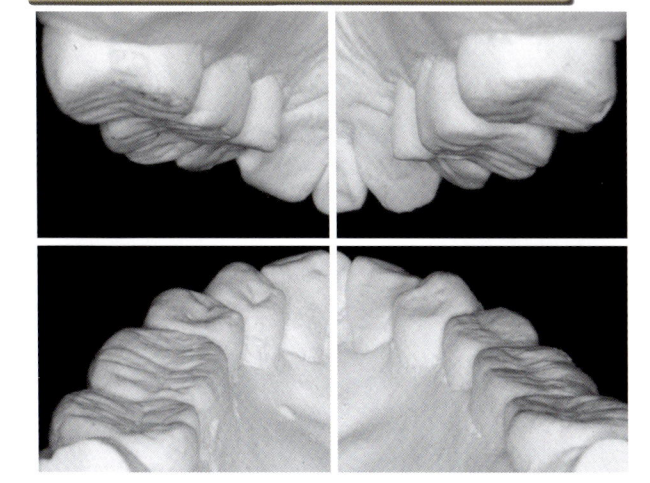

　肉食動物には犬歯があって，アゴは関節を中心に開閉し，ほとんど横には動かしません．草食動物は，逆にもっぱら（前から見て）左右にアゴを動かします．関節の形も肉食動物は丸く，草食動物はフラットです．ヒトは，この中間ですが，狩猟民族は肉食に近く，あまり奥歯ですりつぶさず噛み切る食べ方をするのに対して，農耕民族は草食動物に似たアゴの動きをします．奥歯をこすり合わせる農耕民族タイプの私たちは，草食動物のように奥歯がすり減ります．歯ぎしりが加わると，それが加速されます．この患者さん（42歳，女性）は，歯が極度にすり減って，肩や首，顔の痛みを訴えていました．歯がすり減ると，咀嚼の効率が落ちるためにさらに強い力で噛むことになり，悪循環が始まるのです．

噛みしめ癖で歯も歯ぐきも破壊される

　強い咬合力で片側で噛みしめる癖のある男性です．歯は根元でくびれ，咬み合わせの面はすり減り，歯の位置が変化し，歯を支える骨もなくなっています（左：歯周治療から10ヵ月後，右：下の歯，初診から3年半）．

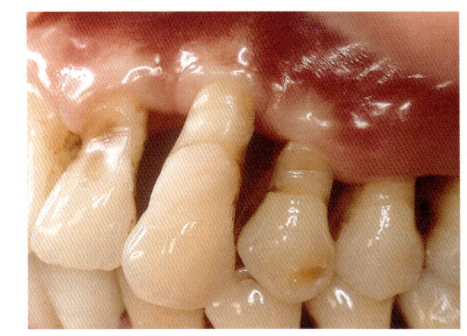

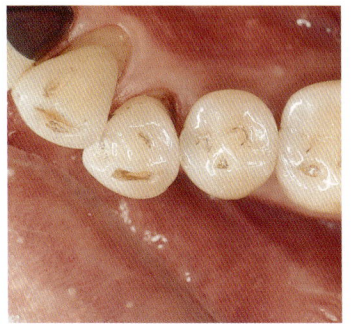

16 お口の加齢対策を考えましょう

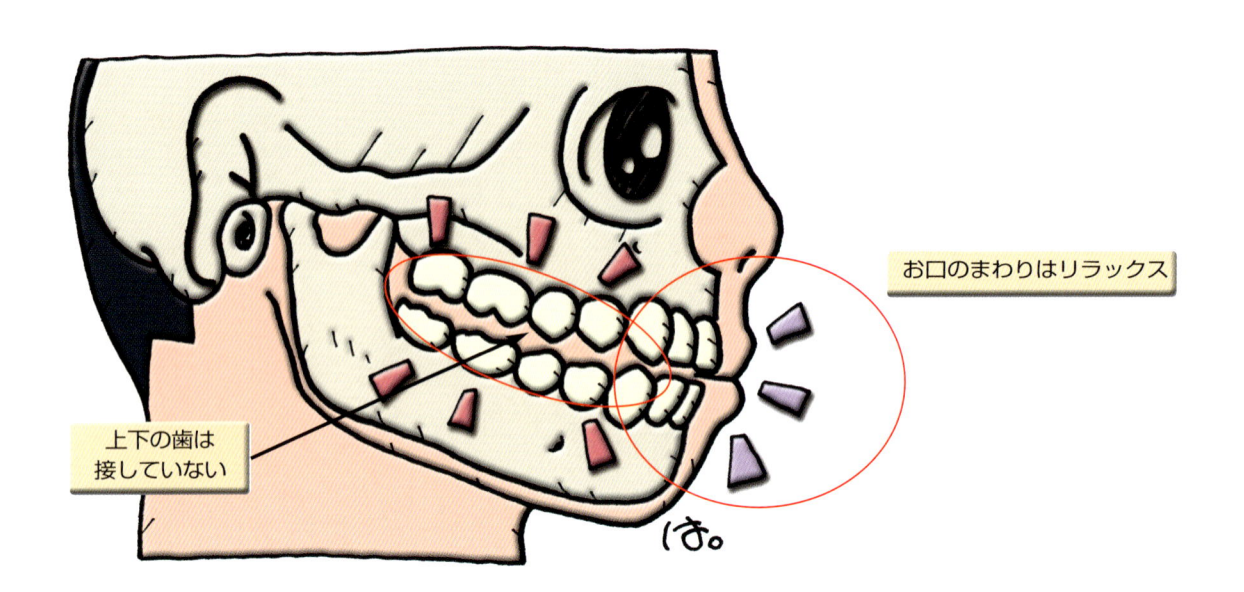

上下の歯は接していない

お口のまわりはリラックス

ほぉ。

　「老化」は，ある面で逆らえない自然現象ですが，ある部分は生活習慣によってもたらされます．まったく同じ遺伝子をもった一卵性の双子でも，年を取るにつれて顔かたちに違いが生まれ，高齢になると何歳も年の差を感じさせるほど違った顔になることがあります．喫煙習慣や，お口を不潔にしていることが老化を早めますが，もうひとつ，とても大きな影響があるのが，食いしばりや歯ぎしりの習慣です．

　リラックスしているとき，歯と歯は接触していないものですが，いつも歯と歯を接触させている人がいます．これが食いしばりのサインです．歯と歯を接触させているのは，腕にたとえれば，いつも荷物をもっているようなものです．力むつもりがなくても，疲労がたまり，首や肩の筋肉がこり，頭痛も起こります．食いしばっていると，歯が骨の中に沈み込み，咬み合わせが低くなって老化が進みますが，リラックスして歯と歯を離しておけば，咬み合わせの高さは自然に回復します．老化を加速させるのが食いしばり，歯ぎしりや態癖です．

　食いしばりや歯ぎしりは，悪い咬み合わせが誘因になって起こることもあります．歯の咬み合わせの山と谷がはっきりしなくなってしまうと，歯ぎしりが起こりやすくなります．反対に，上下の山と谷が深く咬み込みすぎると，食いしばりが起こりやすくなります．よくない癖や習慣のために歯が内側に倒れ込むと，上下の歯列が深く咬み込み，同様に食いしばりしやすくなります．

　頬杖だけでなく，口の周囲の癖にも目を配らなくてはなりません．

奥歯が低くなる→強く噛む→アゴが後退という老化の循環

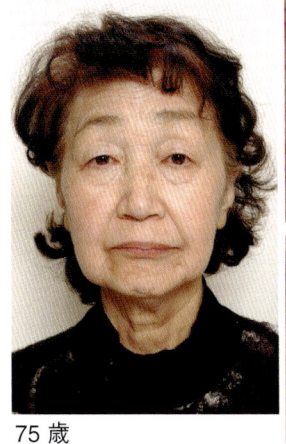

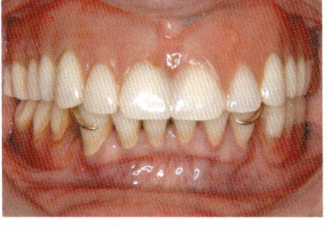

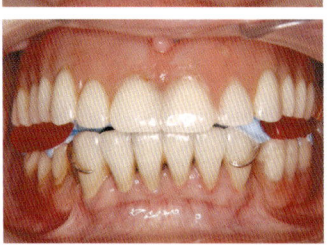

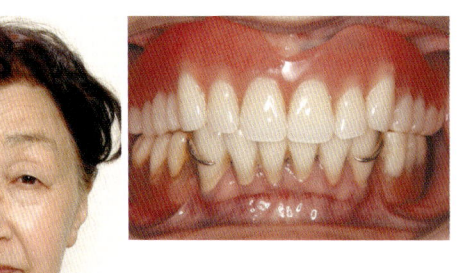

75歳

76歳

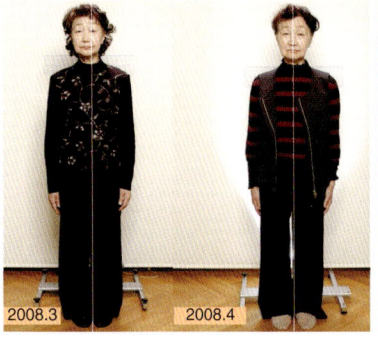

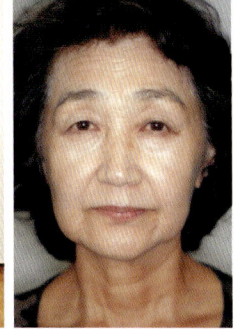

65歳

　入れ歯が咬耗し，咬み合わせが低くなり，強い力を入れて噛むためにさらに奥歯の咬み合わせが低くなり，アゴが後退するという悪循環を生じています．

　アゴをリラックスさせると，臼歯部には4mmくらい隙間ができました．隙間ができた分だけ奥歯を高くした入れ歯に作り替えると，下顔面は65歳のころと同じになって，1ヵ月後にはからだはまっすぐになり，姿勢も改善し，体調もよくなりました．

態癖で歯列弓が狭くなって……

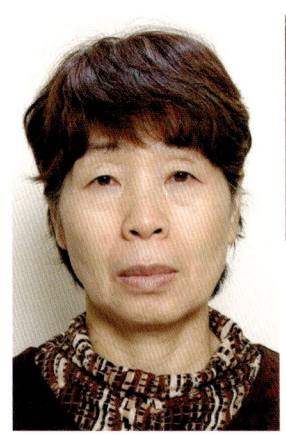

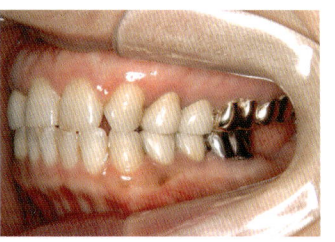

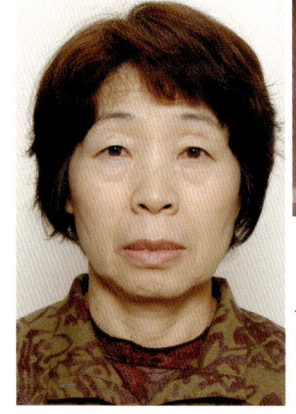

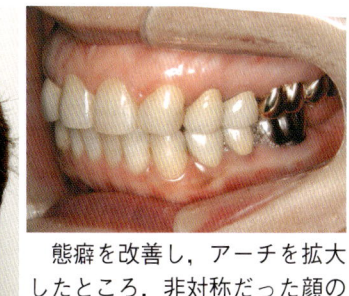

7年前　40.4mm　2001

噛みにくい　38.9mm　2008.2

元どおり　40.2mm　2008.8

　態癖を改善し，アーチを拡大したところ，非対称だった顔のバランスが元に戻り，いつも疲れやすいという状態が改善しました．下顎はエクスパンジョンで，上顎はティー-アライナーでアーチを拡げました．

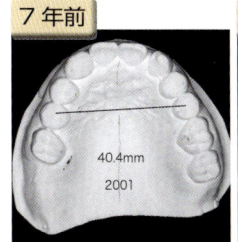

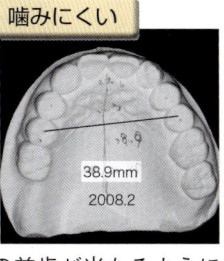

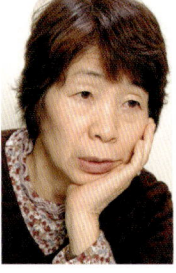

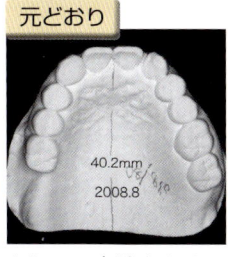

　62歳，女性．下顎の前歯が当たるようになって，噛みにくくなって来院されました．実際には，頰杖のために歯列弓が狭くなり，上の前歯と当たりはじめ，噛みにくくなったのです．また，本来，舌の位置が低かったことに加えて，態癖で舌房（舌の入るスペース）が狭くなったため舌で下の前歯を前に押し，前歯が前方へ出てきたのです．7年前に受診されたときの模型と比較すると，アーチの狭窄の程度が明らかです．

17　すこやかな成長のための力のバランスケア

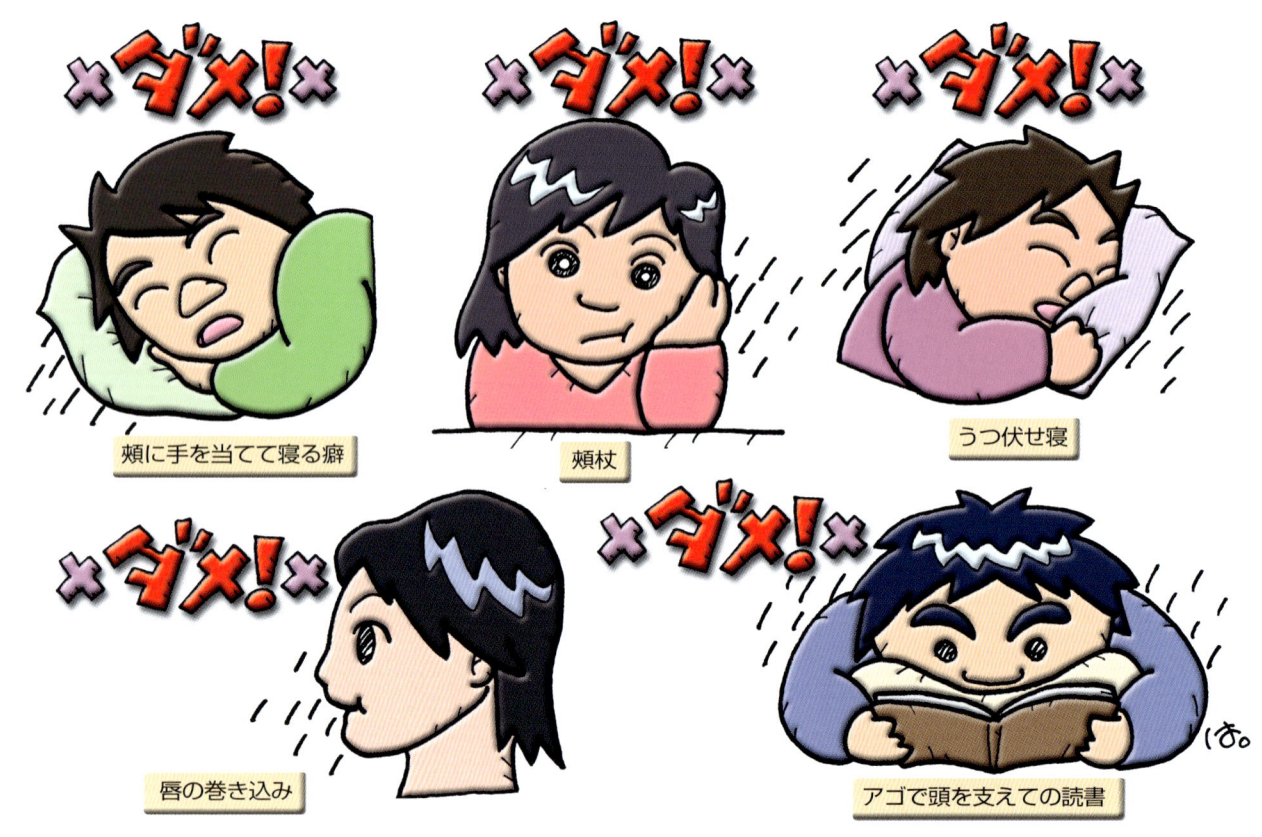

ダメ！ 頬に手を当てて寝る癖
ダメ！ 頬杖
ダメ！ うつ伏せ寝
ダメ！ 唇の巻き込み
ダメ！ アゴで頭を支えての読書

　咬み合わせは，全身のバランスのひとつです．咬み合わせが悪いと，全身の姿勢が歪みます．姿勢の歪みは，咬み合わせを歪ませます．からだの歪みは，結果が原因となって歪みの悪循環を引き起こします．まず，からだを歪ませる悪い生活習慣に気づくこと，その悪い生活習慣を改めること，これが＜からだのバランスケア＞の第一歩です．

　上下の歯は，ものを咬んだり唾液を飲み込んだりする以外は，離れていて接触していないものですが，歯を絶えず接触させている癖は，その事実を知るだけでもかなり改善します．頬杖も寝ながら本を読む癖も，その結果が大きな健康被害に結びつくことを理解したら，改善は容易なはずです．力のアンバランスを改善する方法は，矯正治療や，咬み合わせの治療だけではありません．まず第一に，患者さん自身の日常生活の姿勢，睡眠姿勢，唇や舌の悪い癖あるいは噛み癖の改善です．

　歯科医院にいるスタッフのなかに，生活習慣のアドバイスをして，患者さんに悪い癖に気づいていただくためのお手伝いをする専門スタッフ（力のコーディネイター）が，いま育ちつつあります．

　患者さんご自身が行うブラッシングがお口の健康の維持に大きな効果を発揮するのと同じように，力のバランスケアは，ちょっとした日常生活の注意で元気を維持するのに大きな効果をあげることでしょう．

バランスケアは元気の素

うつ伏せと食いしばり

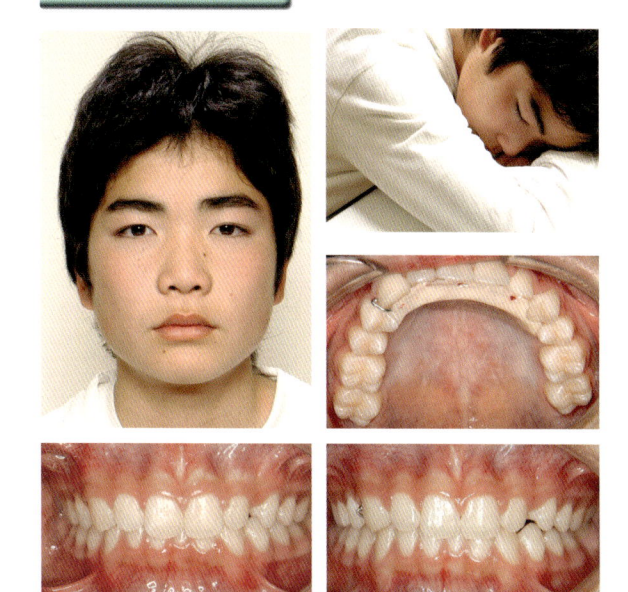

小臼歯の動揺がひどく，心配になって受診された高校1年生ですが，原因は机の上にうつ伏せになる習慣と食いしばりでした．習慣を改めてもらいながら，前歯だけで上下の歯が接するようにしたスプリントを装着してもらい，臼歯部が伸び出てくることを期待しました．

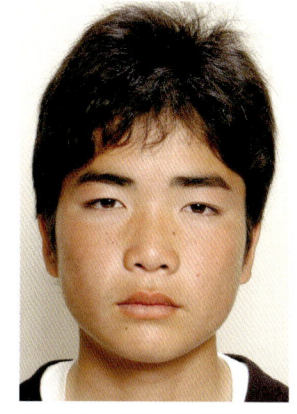

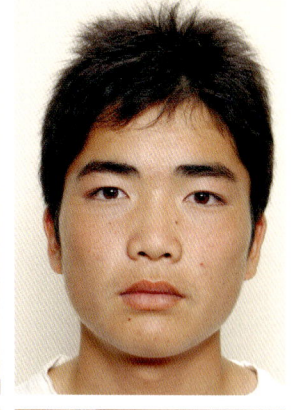

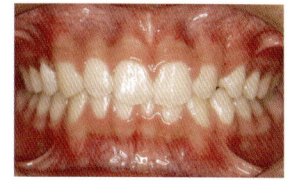

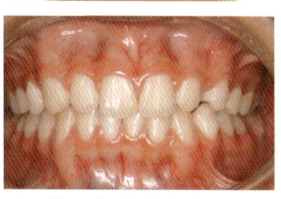

生活習慣を改善し，食いしばりを止めたところ，歯の動揺はなくなりました．さらに歯が伸び出てきて，2ヵ月後には，明らかに咬み合わせが高くなって，四角い顔がやや細長く，目も大きくなりました．左は初診から7週目，右は約9ヵ月後．

うつ伏せと食いしばり

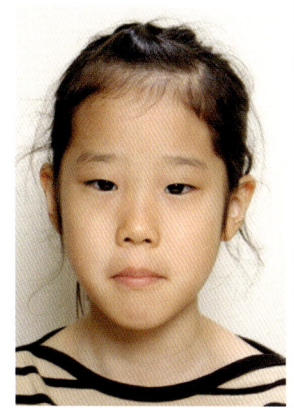

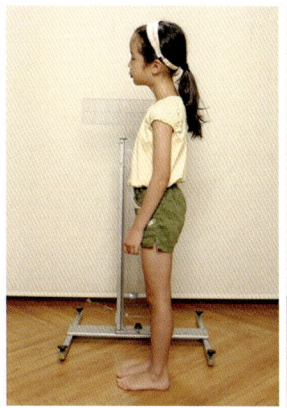

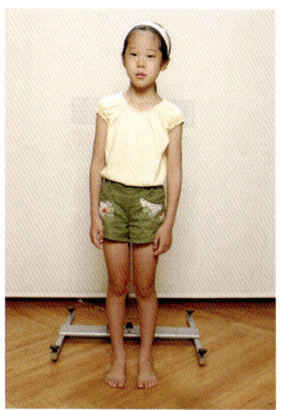

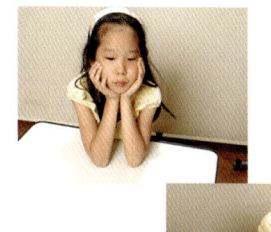

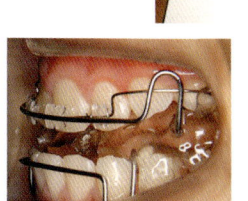

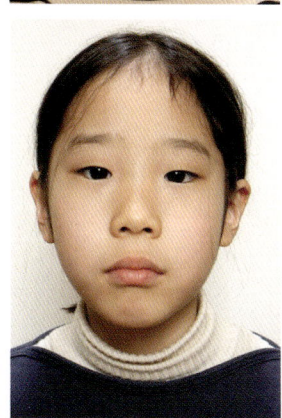

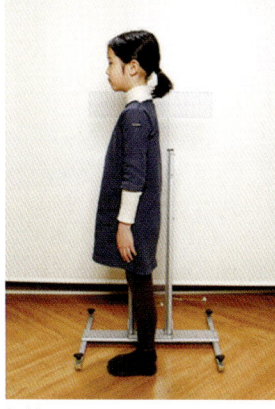

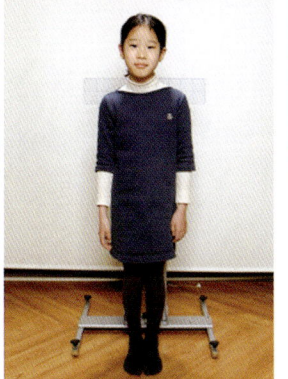

7歳のこの少女は矯正治療希望でしたが，じっとしているのが不得意なお子さんでした．姿勢が悪いので，両親はクラシックバレエを習わせ始めました．さまざまなからだの癖がありましたが，ひとつひとつ改善し，下アゴを前に出す装置（FKO）で上下の顎間関係を整えていきました．態癖はいくらか残っていますが，姿勢も落ち着きも改善しました．

18 すこやかなエイジングのための力のバランスケア

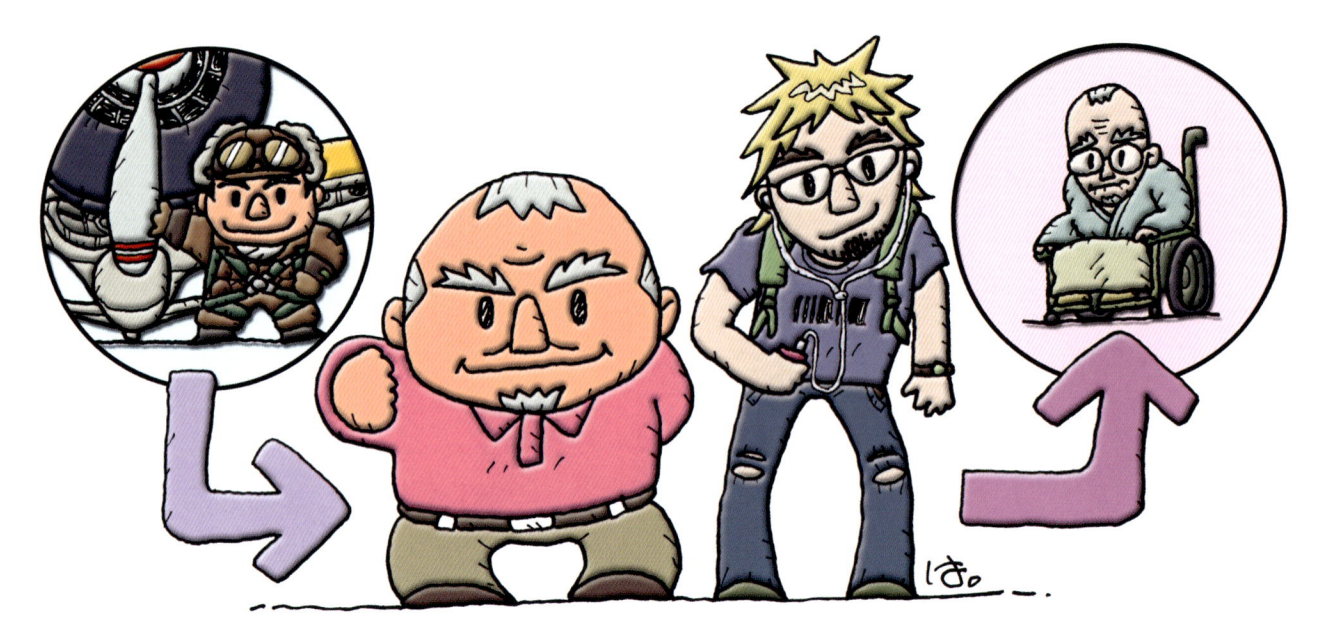

「むし歯で穴があいたら削って詰める」,「歯周病で歯を失ったら入れ歯を入れる」というように,歯科ではこれまで,もっぱら破壊の跡の修復をしてきました.ところが,むし歯と歯周病以外については,なぜそのような状態になったのかという,最も大切な病因の診断はなおざりにされてきました.

この20年ほど,細菌感染によるむし歯と歯周病の発症予防と再発予防が叫ばれ,若年者の口腔内の状態は格段に改善しました.しかし,破壊の原因となる力の問題には,いまだ十分に目が向けられていません.お口のバランスが壊れると全身の体調不良につながり,全身の歪みは,お口の歪みにつながります.当たり前のことですが,お口とからだはひとつのものなのです.小児から高齢者まで,健全な口腔の育成と維持のために,からだのバランスケアが大きな役割を果たすでしょう.破壊の原因になった力についての診断がないまま,人工物で修復すると,再び破壊が進むばかりか,新たなリスクを抱え込むことになるかもしれません.口腔組織を破壊する力のコントロールができてはじめて,精度の高い修復治療が生きるのです.

子どもたちの食生活を見ると,食事の仕方も栄養もひどく偏っています.からだのバランスも同じです.身長も体重も,おじいさん,おばあさんの世代とは比べものにならない立派さですが,それに筋力が追いつかず,姿勢はよくありません.子どもたちが健やかに成長し,また高齢者がすこやかにエイジングするためには,からだのバランスケアが大事なのです.力に注目するとき,口腔の健康がからだ全体に大きな影響をもつことを実感できると考えています.

歯も関節もすり減っていた

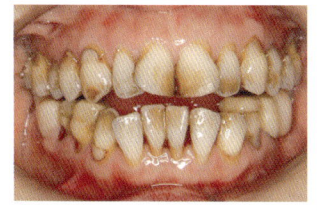

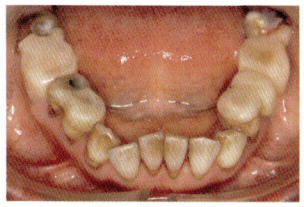

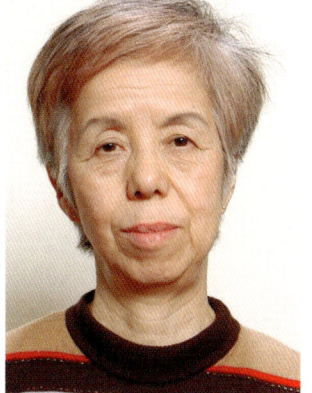

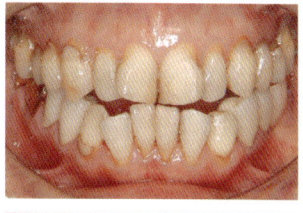

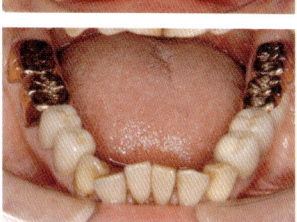

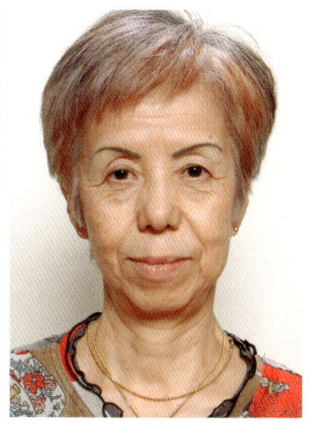

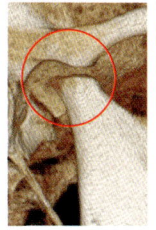

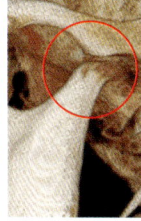

臼歯がしみるために食事ができないと訴えていた67歳の女性です．アゴは「しの字」型（14章参照），咀嚼運動は，正面から見てアゴをほぼ真横に動かすタイプ（草食動物と同じ：15章）．歯ぎしりも強く，頬杖の習慣もありました．そこに健康のためにと熱心に「真向法」（健康体操のひとつで下アゴを後ろにおさえることもしていた）に励んだので，それが引き金となって象牙質が露出するほどに大臼歯が咬耗してしまいました．関節の下顎頭もほぼ完全に消滅していました．からだに負担をかける生活習慣を改めて，咬み合わせを回復したところ，歯もしみなくなりました．

左右の段違いで姿勢が歪む

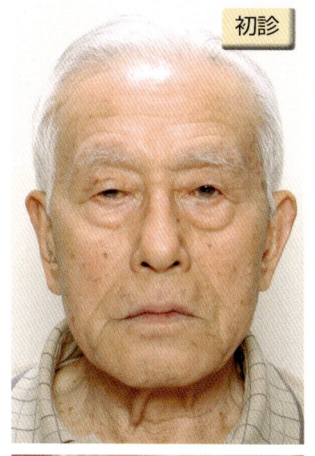

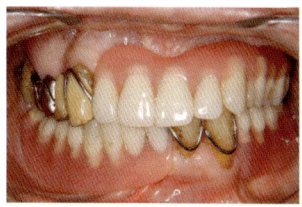

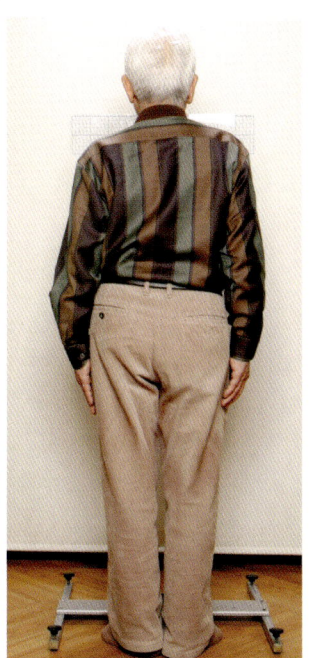

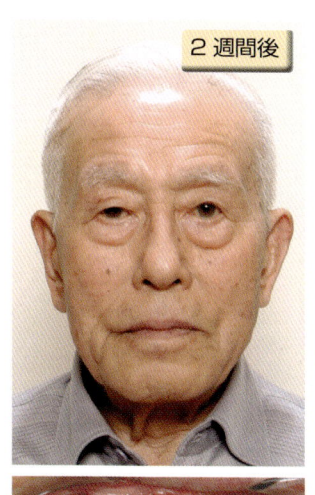

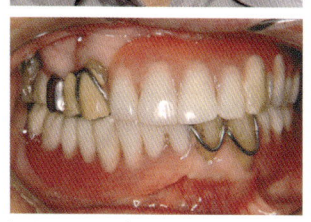

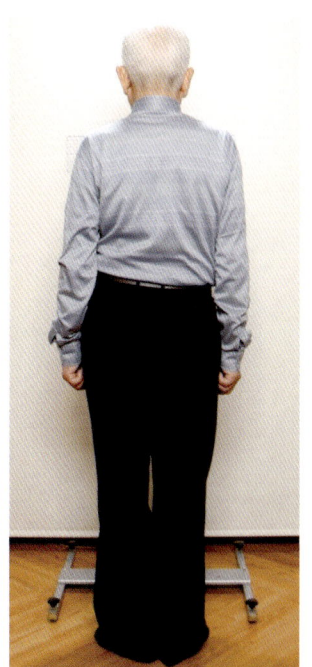

上下に入れ歯を入れている85歳の男性です．左下前歯と右上だけ，自分の歯が残っていますが，自分の歯と入れ歯では硬さが違うので，入れ歯が摩耗し，その分歯が伸び出てきます．その結果，上下の咬み合わせのラインが彎曲してしまっています．顔や全身の姿勢が歪んでいたのは，そのせいです．右上と左下前歯を短く削り，その分，入れ歯を高くしただけで，ものが左右どちらでも噛めるようになっただけではなく，顔色もよくなり，からだの歪みも改善しました．手があがらない，肩が痛いなどの症状も消え，体調もよくなったと喜ばれました．この後，すり減りにくい入れ歯に換えました．

【著者略歴】

筒井 照子(つい てるこ)

1945年　山口県生まれ
1970年　九州歯科大学卒業
1970～1975年　九州歯科大学矯正学教室在籍
1975年　北九州市八幡西区にて開業　現在に至る
1980年　学位取得

主な共著書
　口腔筋機能療法（MFT）の臨床（わかば出版，1998年）
　包括歯科臨床（クインテッセンス出版，2003年）

日本矯正歯科学会専門医・認定医
昭和大学歯学部兼任講師
九州歯科大学非常勤講師
筒井塾・咬合療法研究会・JACD主宰

現住所　〒807-0825　北九州市八幡西区折尾3-1-5
　　　　筒井歯科医院
　　　　Tel. 093-601-8181
　　　　Fax. 093-601-8193

顔・からだ・バランスケア
——お口の健康を保つために　　ISBN978-4-263-44310-1

2010年 3月20日　第1版第1刷発行
2025年 9月20日　第1版第10刷発行

著　者　筒井照子
発行者　白石泰夫
発行所　医歯薬出版株式会社
〒113-8612　東京都文京区本駒込1-7-10
TEL. (03) 5395-7638(編集)・7630(販売)
FAX. (03) 5395-7639(編集)・7633(販売)
http://www.ishiyaku.co.jp/
郵便振替番号　00190-5-13816

乱丁・落丁の際はお取り替えいたします　　印刷・三報社印刷／製本・榎本製本
© Ishiyaku Publishers, Inc., 2010. Printed in Japan

本書の複製権・翻訳権・翻案権・上映権・譲渡権・貸与権・公衆送信権（送信可能化権を含む）・口述権は，医歯薬出版(株)が保有します．

本書を無断で複製する行為（コピー，スキャン，デジタルデータ化など）は，「私的使用のための複製」などの著作権法上の限られた例外を除き禁じられています．また私的使用に該当する場合であっても，請負業者等の第三者に依頼し上記の行為を行うことは違法となります．

JCOPY　<出版者著作権管理機構　委託出版物>
本書をコピーやスキャン等により複製される場合は，そのつど事前に出版者著作権管理機構(電話03-5244-5088, FAX 03-5244-5089, e-mail:info@jcopy.or.jp)の許諾を得てください．